1. Auflage **Quantitative und formale Probleme** Januar 2017
2. Auflage **Quantitative und formale Probleme** April 2017
3. Auflage **Quantitative und formale Probleme** August 2017
4. Auflage **Quantitative und formale Probleme** September 2018
5. Auflage **Quantitative und formale Probleme** September 2021

Kontaktadresse

Medfreak

Hubrainweg
8124 Maur
Schweiz

Email: info@med-freak.com
Webseite: www.med-freak.com

Vorwort Quantitative und formale Probleme

Für die Bearbeitung dieses Untertests stehen am EMS 50 Minuten zur Verfügung. In dieser Zeit sollte man bestmöglich alle 20 Aufgaben lösen. Im TMS hat man insgesamt 60 Minuten Zeit für diesen Untertest, muss aber auch 24 Aufgaben lösen, wovon 4 Aufgaben Streichaufgaben sind. Im Schnitt hat man also circa zweieinhalb Minuten Zeit für jede Aufgabe.

Der Test ist so aufgebaut, dass zuerst die leichteren Aufgaben an die Reihe kommen. Gegen Ende des Tests steigt der Schwierigkeitsgrad merklich an. Wobei dies jeder etwas anders empfindet. Man ist auf jeden Fall gut beraten, nicht allzu viel Zeit mit einer Aufgabe zu verschwenden, falls man nicht weiterkommt. An diesem Punkt ist das Überspringen der Aufgabe ratsam.

In diesem Übungsheft bieten wir dir mit zehn Serien und insgesamt 240 Aufgaben viel Material, um auch bei diesem Untertest Höchstpunktzahlen zu erreichen. In den Lösungen am Buchende sind die Aufgaben genau erklärt, um dir das Lernen zu erleichtern.
Es ist wichtig, die falsch bearbeiteten Aufgaben zu überarbeiten sowie die Fehlerquelle zu verstehen. Auf diese Weise entsteht eine Vertrautheit mit allen Aufgabentypen und Überraschungen am Testtag bringen dich nicht mehr aus der Ruhe.

Für Informationen zu weiteren Büchern besuch uns auf unserer Homepage **www.med-freak.com**. Für Feedback und Anregungen zu unseren Büchern kontaktier uns am besten direkt per Mail.

In diesem Sinne, viel Spass und Erfolg bei deiner Vorbereitung!

Dein MedFreak Team

Aufgabenstellung Quantitative und formale Probleme

Bearbeitungszeit TMS: für 24 Aufgaben 60 Minuten
Bearbeitungszeit EMS: für 20 Aufgaben 50 Minuten

Die folgenden Aufgaben prüfen deine Fähigkeit, im Rahmen medizinischer und naturwissenschaftlicher Fragestellungen mit Zahlen, Grössen, Einheiten und Formeln richtig umzugehen. Markiere für jede Aufgabe auf dem Antwortbogen die im Sinne der Fragestellung richtige Antwort.

Du findest unter www.med-freak.com leere Lösungsschlüssel, welche du zum Üben beliebig oft ausdrucken kannst.

1) Aminosäuren, wie auch Nukleinsäuren werden vom Körper zu Harnstoffen abgebaut, welche schlussendlich mit dem Urin ausgeschieden werden. In 2 Litern Urin sind 40g Harnstoffe enthalten. Wie hoch ist der Harnstoffgehalt im Blut, wenn er 1/60 des Harnstoffgehalts im Urin entspricht?

(A) 3.33 %
(B) 0.33 %
(C) 0.12 %
(D) 1.2 %
(E) 0.33 ‰

2) Ein bakterieller Stamm verdreifacht seine Population täglich. Nach wie vielen Tagen erreicht der Bakterienstamm erstmals eine Population von mehr als 100'000 Bakterien, wenn zu Beginn 5 Bakterien vorhanden waren?

(A) 10 Tagen
(B) 9 Tagen
(C) 8 Tagen
(D) 11 Tagen
(E) 12 Tagen

3) Ein Onkologie Patient beginnt zum Zeitpunkt x mit der Therapie seines malignen Geschwürs. Die Zellen des Geschwürs verdoppeln sich alle 4 Wochen. Nach 60 Wochen ist das Geschwür so gross, dass es zum Tode führt. Wie viele Wochen lang hätte besagter Patient noch gelebt, wenn das Geschwür zum Zeitpunkt 0 bereits 4 Mal so gross gewesen wäre?

(A) 4 Wochen
(B) 8 Wochen
(C) 45 Wochen
(D) 48 Wochen
(E) 52 Wochen

4) Die Halbwertszeit gibt darüber Auskunft, nach welcher Zeitspanne die zu Beginn des radioaktiven Zerfalls vorhandenen Isotope zur Hälfte zerfallen sind. In der Nähe eines Atomkraftwerks findet man 2048 Gramm Uran und 4 Gramm Plutonium. Angenommen, Uran habe eine Halbwertszeit von 16 Tagen und Plutonium eine Halbwertszeit von 64 Tagen. Nach wie vielen Tagen ist noch genau gleich viel Uran wie Plutonium vorhanden?

(A) 64 Tagen
(B) 96 Tagen
(C) 192 Tagen
(D) 256 Tagen
(E) 320 Tagen

5) Eine Krankheit weist 3 verschiedene Symptome auf. Symptom 1 tritt bei höchstens 35% der Erkrankten auf, Symptom 2 bei höchstens 30%. Die Kombination von Symptom 1 und 2 tritt bei 20% derer auf, bei denen Symptom 1 auftritt. Hat eine betroffene Person entweder Symptom 1 oder Symptom 2, so kann Symptom 3 ausgeschlossen werden. Ausserdem geht man davon aus, dass jeder Erkrankte mindestens ein Symptom aufweist. Wie viel Prozent der betroffenen Personen haben mindestens Symptom 3?

(A) 59 Prozent
(B) 42 Prozent
(C) 35 Prozent
(D) 28 Prozent
(E) 15 Prozent

6) Ein Patient gab für die Behandlung seiner Krankheit total eine bestimmte Summe aus. 88 Prozent dieser Summe wurden von seiner Krankenkasse übernommen. Der restliche Teil fällt auf den Selbstbehalt, welchen er eigentlich selbst bezahlen müsste. Da er aber die Krankheit aufgrund einer an ihm durchgeführten Medikamentenstudie bekam, zahlt die Firma, welche die Studie durchgeführt hat, 9 Prozent des Selbstbehalts und zwar 810 Euro. Wie hoch war der von der Krankenkasse übernommene Betrag?

(A) 75.000 Euro
(B) 66.000 Euro
(C) 81.500 Euro
(D) 72.900 Euro
(E) 98.900 Euro

7) Die Einheit mol definiert in der Chemie eine Teilchenanzahl von 6 ×10^23. Man vermischt nun 4 mol Fructose mit 300 Litern Wasser. Wie viele Fructose-Teilchen sind dann in einem Liter dieser Mischlösung enthalten?

(A) 8×10^{21}
(B) 80×10^{23}
(C) 8×10^{25}
(D) 5×10^{20}
(E) 5×10^{23}

8) In Australien gibt es eine höchst seltene Ameisenart, die gummiartige Kügelchen produziert. Aus diesen Kügelchen kann man ein bestimmtes Sekret extrahieren, welches dann in weiteren Schritten zu einem wirksamen Medikament verarbeitet werden kann. Zur leichteren Gewinnung dieses Sekrets wurden nun an zwei verschiedenen Standorten in Europa Ameisenkolonien dieser seltenen Art angelegt. Population 1 umfasst zu Beginn 900 Ameisen, Population 2 dagegen 400 Ameisen. Population 1 nimmt alle 8 Tage um 5 Ameisen zu, Population B nimmt aufgrund von perfekten klimatischen Bedingungen im gleichen Zeitraum um das Fünffache zu.
Nach wie vielen Tagen ist Population 2 gleich gross wie Population 1?

(A) 176 Tage
(B) 184 Tage
(C) 192 Tage
(D) 200 Tage
(E) 208 Tage

9) Ein Chirurg hat laut Arbeitsvertrag eine 48 Stunden Woche. An jedem Tag arbeitet er aber 12.5% mehr als im Arbeitsvertrag geschrieben steht. Wann hat er sozusagen 1 Woche umsonst gearbeitet?

(A) Nach 4 Wochen
(B) Nach 13 Wochen
(C) Nach 6 Wochen
(D) Nach 9 Wochen
(E) Nach 8 Wochen

10) Ein physikalisches Experiment liefert folgende Messwerte:

Messung	Wert A	Wert B
1	15	0.7
2	18	0.84
3	27	1.26
4	37.5	1.57
5	52.5	2.45

Laut Theorie verhält sich die Erhöhung des Wertes A proportional zur Erhöhung des Wertes B. Der Praktikant, welcher das Experiment durchgeführt hat, hat aber leider nicht sehr sorgfältig gearbeitet und ihm ist mindestens ein Messfehler unterlaufen! Bei welcher Messung muss/müssen ihm diese/r Fehler unterlaufen sein?

(A) Messung 1
(B) Messung 2
(C) Messung 3
(D) Messung 4
(E) Messung 5

11) In einem Kinderspital hatten von 400 Kindern 300 Kinder Masern und 150 Kinder litten unter Röteln. Maximal wie viele Kinder hatten nur eine der beiden Krankheiten?

(A) 50 Kinder
(B) 100 Kinder
(C) 150 Kinder
(D) 250 Kinder
(E) 350 Kinder

12) Durch eine Kupfer-Sulfat-Lösung fliesse ein gleichmässiger Stromfluss. Am negativen Pol lagert sich an den Elektroden metallisches Kupfer ab, das durch die durchgeführte Elektrolyse entstanden ist. Die abgelagerte Kupfermenge ist proportional zur Stromstärke sowie auch zur Zeitspanne des Stromflusses. Bei einer Stromstärke von 0,6 Ampere und einem 20-minütigen Stromfluss werden 0,3 g Kupfer abgelagert.

Wie lange dauert es, bis 0,45 g Kupfer abgelagert wird bei einer Stromstärke von 1,2 Ampere?

(A) 10 Minuten
(B) 15 Minuten
(C) 20 Minuten
(D) 30 Minuten
(E) 60 Minuten

13) Eine der am häufigsten bestimmten Laborwerte des menschlichen Blutes ist die Erythrozytenzahl. Pro Pikoliter Blut haben wir im Normalfall ungefähr 5 Erythrozyten. Ausserdem befinden sich im menschlichen Blut 7000 Leukozyten pro Mikroliter und 250 Thrombozyten pro Milliliter. Wie hoch ist die Gesamtzahl an Erythrozyten, Leukozyten und Thrombozyten in 6 Litern Blut ungefähr?

(A) 3×10^{13}
(B) 30×10^{13}
(C) 5×10^{12}
(D) 1.2×10^{10}
(E) 36×10^{12}

14) Ein kleiner rechteckiger Operationstisch hat eine Fläche von 360 cm^2 und ist 15 cm breit. Ein neuer Operationstisch soll her. Wie viel muss dieser breiter sein, wenn die Fläche gleichbleiben soll und er 6 cm weniger lang ist? (Annahme: die längere Seite ist nicht unbedingt die Länge)

(A) 25cm
(B) 20cm
(C) 15cm
(D) 10cm
(E) 5cm

15) Enzyme katalysieren stoffwechselbiologische Vorgänge und sind unerlässlich für den Stoffwechsel eines Organismus. Die Enzyme sind aber nicht immer gleich aktiv. Die Enzymaktivität ist unter anderem von der Temperatur des Milieus abhängig. Als Faustregel gilt: Eine Temperaturerhöhung um 10 Grad Celsius verdoppelt die Aktivität der Enzyme.

Man erhöhe die Ausgangstemperatur um 30 Grad Celsius, um wie viel Prozent steigt dann die Enzymaktivität im Vergleich zur Ausgangsaktivität an?

(A) Um 200 Prozent
(B) Um 300 Prozent
(C) Um 400 Prozent
(D) Um 700 Prozent
(E) Um 800 Prozent

16) Gegeben sei ein physikalisches Gesetz aus welchem man die Kraft F aus nachfolgenden Grössen bestimmen kann:

Geschwindigkeit v = Strecke pro Zeit
Masse m in Kilogramm
Radius r in Meter

Welche der folgenden Formeln ergibt für F die Einheit kg × m × s^{-2}?

(A) F = m × v^{-2} × r
(B) F = m × v^{-2} × r^{-1}
(C) F = m × v^{2} × r
(D) F = m × v^{2} × r^{-1}
(E) F = m × v × r^{-1}

17) Die elektrische Spannung U wird mit dem Produkt aus Widerstand R und fliessendem Strom I berechnet. Um wie viel Prozent steigt die elektrische Spannung an, wenn der Widerstand halbiert wird und der fliessende Strom vervierfacht wird?

(A) 25 Prozent
(B) 50 Prozent
(C) 75 Prozent
(D) 100 Prozent
(E) 200 Prozent

18) In 6 Litern Salpetersäure sind 7 × 10^5 HNO3-Moleküle enthalten. Wieviel Liter einer zweiten Salpetersäure der Konzentration 6 × 10^4 HNO3-Moleküle pro Liter müssen hinzugegeben werden, damit eine Salpetersäure der Konzentration 8 × 10^4 HNO3-Moleküle pro Liter resultiert?

(A) 3.65 Liter
(B) 9.83 Liter
(C) 10.00 Liter
(D) 11.00 Liter
(E) 35.00 Liter

19) Man habe 150ml einer Natriumchlorid-Lösung mit einem Konzentrationsverhältnis von 1:5. Mit was für einer Lösung müssen diese 150ml vermischt werden, damit 450ml einer Lösung im Verhältnis 1:9 entstehen?

(A) 1 : 12
(B) 1 : 13
(C) 1 : 14
(D) 1 : 15
(E) 1 : 20

20) Ein Krankenwagen ist mit einer durchschnittlichen Geschwindigkeit von 90km/h unterwegs Richtung Unfallort. Ein weiterer Krankenwagen startet 1 Minute später vom gleichen Startpunkt und fährt die exakt gleiche Strecke wie der erste Krankenwagen, aber mit einer durchschnittlichen Geschwindigkeit von 96km/h.

Wie lange ist der erste Krankenwagen schon unterwegs, wenn er vom zweiten eingeholt wird?

(A) 4 Minuten
(B) 6 Minuten
(C) 15 Minuten
(D) 16 Minuten
(E) 18 Minuten

21) Gegeben sei ein wissenschaftliches Gesetz mit den Variablen A, B, C und D. Die Variable A ist den Variablen B und C proportional und der Variable D antiproportional. Wie verändert sich A, wenn die Variable B um 30% zu-, die Variable C um 30 % abnimmt und D um 10 % zunimmt?

(A) Sie nimmt um 10% zu.
(B) Sie nimmt um 10% ab.
(C) Sie nimmt um 17% zu.
(D) Sie nimmt um 17% ab.
(E) Sie nimmt um 1/11 ab.

22) Ein Aquarium im Eingangsbereich eines Krankenhauses mit quadratischer Grundfläche ist 120cm hoch und wird durch 240l Wasser 37,5 cm hoch gefüllt. Da das Aquarium dem Direktor zu klein ist, wird beschlossen, ein neues Aquarium zu erwerben. Wie viel grösser darf die Grundfläche des neuen Aquariums maximal sein, wenn es gleich hoch sein soll und ein um nicht mehr als 25 % grösseres Volumen als sein Vorgänger haben soll?

(A) 1600 cm^2
(B) 4800 cm^2
(C) 3200 cm^2
(D) 8000 cm^2
(E) 6400 cm^2

23) Das menschliche Blut besteht zu 92% aus Wasser, zu 7% aus Plasmaproteinen und zu circa 1% aus regulatorischen Proteinen. Der Anteil der Plasmaproteine unterteilt sich in Albumin (zu 57%), in Globuline (zu 35%) und in Fibrinogen (zu 8%). Die Globuline lassen sich derweil weiter unterteilen in Alpha-, Beta- und Gammaglobuline. Die Alpha- und Betavarianten kommen etwa gleich häufig vor. Die Gammavariante kommt doppelt so häufig vor wie die Alpha- und Betavarianten. Wie viele Gramm Beta-Globuline sind in 5l Blut enthalten?

(A) 30.625 Gramm
(B) 40.833 Gramm
(C) 61.250 Gramm
(D) 81.666 Gramm
(E) 122.500 Gramm

24) Im Blutkreislauf eines gesunden Erwachsenen zirkulieren normalerweise mindestens 24 Billionen Erythrozyten. Alle 120 Tage werden diese abgebaut und erneuert. Pro Tag werden also $0,8\overline{3}$ Prozent der Erythrozyten erneuert. Wie viele Erythrozyten werden folglich pro Minute neu gebildet?

(A) $1,4 \times 10^{6}$
(B) $1,4 \times 10^{8}$
(C) $1,4 \times 10^{10}$
(D) $1,4 \times 10^{12}$
(E) $1,4 \times 10^{14}$

25) Angenommen der durchschnittliche Medizinstudent braucht etwa dreieinhalb Stunden um 90 Seiten eines Anatomiebuches zu lesen. Ein Anatomiebuch hat 765 Seiten. Wie viel Zeit muss Kaspar noch einberechnen, wenn er bereits 1/3 des Buches gelesen hat und 25% mehr Seiten liest wie ein durchschnittlicher Medizinstudent in der gleichen Zeit?

(A) 966 min
(B) 1190 min
(C) 933 min
(D) 952 min
(E) 893 min

26) Die Erdkruste wird von der Sonne bis zu einer Tiefe von etwa 15 Metern erwärmt. In 15 Metern Tiefe beträgt die Temperatur ungefähr 10 Grad Celsius. Ab dieser Tiefe nimmt die Temperatur pro 33 Meter um 1 Grad Celsius zu. Was für eine Temperatur hat somit eine 1,5 km tiefe Erdschicht?

(A) 35 Grad Celsius
(B) 40 Grad Celsius
(C) 45 Grad Celsius
(D) 50 Grad Celsius
(E) 55 Grad Celsius

27) Ein Medikament gegen Kopfschmerzen wird für 162 Euro verkauft. Im Preis enthalten sind 8 Prozent Mehrwertsteuern.

Wie viel Euro entfallen auf die Mehrwertsteuern?

(A) 13.56 Euro
(B) 10.96 Euro
(C) 12.00 Euro
(D) 12.96 Euro
(E) 22 Euro

28) Man habe folgende Messwerte aus einem physikalischen Experiment erhalten:

Messwert A	1	4	9	16	25	36
Messwert B	2	4	6	8	10	12

Welche Beziehung zwischen A und B geltet folglich?

(A) A ~ 2B
(B) A ~ 1/2B
(C) A ~ B
(D) B ~ A^2
(E) A ~ B^2

29) Die x- und y-Werte welcher Zeile treffen für die folgende Gleichung zu?

$$y = (x^2 - 1) + 3 \times (x^{-1} + 1)^{-1}$$

x-Werte	1	2	3	4
Y	1.5	5	10.25	17.4
Y	1.5	4	10.4	17.2
Y	1.5	5	10.25	17.2
Y	2.5	4	10.3	17.4
y	1.5	5	10.3	17.4

(A) 1. Zeile
(B) 2. Zeile
(C) 3. Zeile
(D) 4. Zeile
(E) 5. Zeile

30) Nach dem Durchgang durch eine Schutzplatte verliert ein Röntgenstrahl 10% seiner Energie. Wie viel Prozent seiner ursprünglichen Energie besitzt der Röntgenstrahl noch, nachdem er durch 5 Platten hindurchging?

(A) 50%
(B) 41%
(C) 38%
(D) 59%
(E) 66%

31) In einem biomedizinischen Labor stehen drei unterschiedliche Lösungen bereit, die eine Verdünnungsreihe bilden. Die Konzentrationen der Lösungen sind der Reihe nach wie folgt: 1:2, 1:8, 1:20.

Welche Konzentration hat eine Mischlösung mit 60ml der ersten Lösung, 180ml der zweiten Lösung, 1260ml der dritten Lösung?

(A) 1 : 14
(B) 77 : 1000
(C) 1 : 15
(D) 37 : 120
(E) 3 : 32

32) Eine soeben ausgelernte FaGe hat zum ersten Mal Verantwortung über mehrere Patienten. Genauer gesagt über 4 Patienten, welche alle eine Infusion haben. In unterschiedlich langen Zeiträumen erhalten diese 4 Patienten eine unterschiedlich grosse Menge der Infusionslösung.

Patient 1 erhält in 4 Stunden 20ml
Patient 2 erhält in 2 Stunden 40ml
Patient 3 erhält in 8 Stunden 80ml
Patient 4 erhält in 8 Stunden 40ml

Welche Aussage ist falsch?

(A) Wenn Patient 1 15ml bekommen hat, dann hat Patient 2 bereits doppelt so viele Milliliter bekommen wie Patient 3.
(B) In der Zeit, in der Patient 1 55ml bekommt, erhält Patient 4 genau die gleiche Menge.
(C) In 7 Tagen erhält Patient 3 die Vierfache Menge, die Patient 1, 2 und 4 zusammen in 14 Stunden erhalten.
(D) Pro Zeiteinheit erhält Patient 2 die Vierfache Menge an Infusionslösung wie Patient 1 und 4.
(E) In 3 Tagen erhalten alle Patienten zusammen gleich viel Infusionslösung, wie Patient 1 in 24 Tagen.

33) Eine bestimmte Krankheit kann durch zwei verschiedene Tests diagnostiziert werden. Mit Test 1 werden 75% der tatsächlich Erkrankten erkannt, mit Test 2 dagegen nur 70%.

Wie viel Prozent der wirklich Erkrankten werden mit keiner der beiden Tests erkannt?

(A) höchstens 0%
(B) höchstens 25%
(C) höchstens 30%
(D) höchstens 45%
(E) höchstens 55%

34) Der menschliche Organismus hat einen durchschnittlichen Energieverbrauch von 4 Kilojoule pro Kilogramm Körpergewicht und Stunde. In einem Liter Bier sind circa 40 Gramm Alkohol enthalten. Ein Gramm Alkohol liefert dabei eine Energie von 25'000 Joule.

Jemand der 80 Kilogramm wiegt, trinkt nun im Ausgang 5 Halbliter Flaschen Bier in 24 Stunden. Welchen Prozentanteil am durchschnittlichen Energieverbrauch decken diese 5 Flaschen Bier?

(A) ~32,5 %
(B) ~65 %
(C) ~6,5 %
(D) ~3,25 %
(E) ~26%

35) Zwei Assistenzärzte mit individueller Arbeitsgeschwindigkeit arbeiten auf der gleichen Station. Einer der Assistenzärzte verrichtet die morgendliche Arbeit in 2 Stunden und 40 Minuten, der andere braucht dafür 1 Stunde und 20 Minuten länger.

Wie schnell würden die beiden Assistenzärzte die morgendliche Arbeit verrichten, wenn sie zusammenspannen würden?

(A) In 96 Minuten
(B) In 80 Minuten
(C) In 107 Minuten
(D) In 100 Minuten
(E) In 125 Minuten

36) Es liege eine 45%ige Natriumchlorid-Lösung vor. Das Volumen beläuft sich auf 8 Liter. Mit wie viel Wasser muss die Lösung verdünnt werden, wenn für einen Patienten eine 30%ige Natriumchlorid-Lösung benötigt wird?

(A) 3 Liter
(B) 3.6 Liter
(C) 4 Liter
(D) 5.4 Liter
(E) 12 Liter

37) Einem Patienten werden 27mg des Antidepressivums Citalopram verschrieben. Der Patient weist eine der Nebenwirkungen, Durchfall, auf und scheidet 80% der zu Tagesbeginn vorhandenen Menge des Medikaments wieder aus. Jeden weiteren Tag tritt die Nebenwirkung weniger stark auf und die ausgeschiedene Menge sinkt um 5%. Nach 2 Tagen werden also 75% ausgeschieden etc. Am Ende des 3. Tages werden dem Patienten wieder 27mg Citalopram verschrieben.

Wie viel Citalopram ist nach 5 Tagen noch im Körper vorhanden?

(A) 5.42 mg
(B) 11.64 mg
(C) 1.19 mg
(D) 14.95 mg
(E) 3.84 mg

38) Im Wartezimmer einer Kinderarzt-Praxis befindet sich ein 90 × 66 cm Tisch. Dieser soll zur Dekoration schachbrettartig rot und blau bemalt werden. Ein Feld misst 3 × 3 cm. Rote und blaue Felder wechseln sich dabei ständig ab. Wie viele blaue Flächen besitzt der Tisch?

(A) 360 Flächen
(B) 330 Flächen
(C) 540 Flächen
(D) 450 Flächen
(E) 660 Flächen

39) Photonen können sowohl als Strom aus Teilchen als auch als Wellen angesehen werden. Deswegen kann man Photonen keine Ruhemasse zuordnen. Allerdings ist es möglich, Photonen anhand der folgenden Formel rechnerisch eine Masse zuzuordnen (wobei 1 Joule = $kg \times m^2 \times s^{-2}$).

$$m = \frac{h}{c \times \lambda}$$

Dabei ist:
m =die Masse eines Photons in kg
h = das Planck'sche Wirkungsquantum
c = die Lichtgeschwindigkeit in m/s
λ = die Wellenlänge in m

Welche Einheit muss folglich die Konstante h haben?

(A) J/s
(B) J × s
(C) 1/s
(D) kg × m^2 × s
(E) kg × s × m^{-2}

40) Ein Patient wird nach einem schwerwiegenden Unfall auf der Intensivstation behandelt. Er erhält über 5 Infusionen Flüssigkeit. Alle 5 Infusionen sind gleichwertig und brauchen zusammen 270 Minuten um den Patienten die benötigte Menge an Flüssigkeit zuzuführen. Nach 135 Minuten fallen 2 Infusionen aus. Nach weiteren 90 Minuten fällt die dritte Infusion aus. Nach zusätzlichen 15 Minuten fällt auch noch die 4. Infusion aus.

Wie lang muss die letzte Infusion noch laufen, damit eine zureichende Flüssigkeitszufuhr gewährleistet werden kann?

(A) 30 Minuten
(B) 75 Minuten
(C) 105 Minuten
(D) 375 Minuten
(E) 510 Minuten

41) Der Dieselverbrauch eines Krankentransportwagens verhält sich proportional zur Erhöhung der Geschwindigkeit, mit welcher der Transportwagen unterwegs ist.

Mit was für einem Dieselanstieg muss gerechnet werden, wenn der Transportwagen bei einer Geschwindigkeit von 90km/h genau 5 Liter pro 100 Kilometer verbraucht, die Geschwindigkeit nun auf 120km/h erhöht wird und eine Strecke von 360 Kilometern zurückgelegt werden muss?

(A) 6 Liter
(B) 8 Liter
(C) 12 Liter
(D) 16 Liter
(E) 18 Liter

42) Man habe 1000ml Kochsalzlösung mit unbekannter Konzentration. Nun gibt man 600ml einer 4.5%igen Kochsalzlösung hinzu. Es resultiert eine 12.5%ige Lösung. Wie hoch ist die unbekannte Konzentration der ersten Kochsalzlösung?

(A) 12.5%
(B) 17.3%
(C) 7%
(D) 20.5%
(E) 15.3%

43) Ein Liter Leitungswasser enthält 0,1% Natrium. Wie viel Natrium enthalten 2 Liter Leitungswasser?

(A) 0,1‰
(B) 2‰
(C) 0,2‰
(D) 0,05‰
(E) 1‰

44) Viele werden die folgende Situation kennen: Man steht am Strassenrand und ein Krankenwagen fährt mit lauter Sirene an einem vorbei. Die Tonlage ändert sich dabei. Wenn sich der Krankenwagen nähert, so ist die Tonlage höher, entfernt er sich wieder, so ist die Tonlage tiefer. Dieses Phänomen nennt man Dopplereffekt. Es gibt mehrere Formeln zu Berechnung des Dopplereffekts. Im Folgenden betrachten wir eine davon genauer:

$$fE = \frac{fS}{1 - \frac{v}{c}}$$

fE: Frequenz, die beim Empfänger ankommt (in Hz)
fS: Frequenz, die vom Sender abgegeben wird (in HZ)
v: Relativgeschwindigkeit zwischen Sender und Empfänger (in m/s)
c: Ausbreitungsgeschwindigkeit der Wellen (hier Schallgeschwindigkeit, auch in m/s)

Folgendes Beispiel sei gegeben: Ein Krankenwagen fahre mit 25m/s auf eine Person zu, die selbst mit 5m/s in Richtung Sirene joggt. Die Sirene habe eine Frequenz von 1200 Hz, die sich nähernde Person hört dagegen eine Frequenz von 1320 Hz.

Mit was für einer Schallgeschwindigkeit wurde gerechnet?

(A) 330 m/s
(B) 345 m/s
(C) 275 m/s
(D) 220 m/s
(E) 300 m/s

45) Eine fiktive Krankheit verursache die Symptome A, B oder beide Symptome gleichzeitig. Die Krankheit ist bei einem Patienten nur mit absoluter Sicherheit zu diagnostizieren, wenn dieser entweder Symptom B aufweist oder beide Symptome. 75% der unter Verdacht stehenden Patienten weisen das Symptom A auf, 55% weisen Symptom B auf. Alle unter Verdacht stehenden Patienten weisen mindestens eines der beiden Symptome auf.

Wie viel Prozent der unter Verdacht stehenden Patienten sind nicht betroffen durch diese Krankheit?

(A) 25%
(B) 30%
(C) 45%
(D) 55%
(E) 75%

46) Nervenfasern haben eine bestimmte Dicke. Je nachdem wie hoch diese Dicke ist, werden Erregungen unterschiedlich schnell ans Gehirn weitergeleitet. Folgender fiktiver Fall sei gegeben: Eine Erregung kann auf zwei möglichen Wegen ans Gehirn weitergeleitet werden. Einerseits kann dies auf direktem Weg über eine einzige Nervenfaser 1 geschehen oder aber über zwei verschiedene Nervenfasern 2 und 3. Die Nervenfasern 2 und 3 sind halb so lang wie die Nervenfaser 1. Die Nervenfaser 1 hat eine zweimal grössere Übertragungsgeschwindigkeit als die Nervenfaser 2 und eine zweimal niedrigere als die Nervenfaser 3. Eine Erregung wird über Nervenfaser 1 in 20 Nanosekunden ans Gehirn geleitet.

Wie lange braucht dieselbe Erregung über Nervenfasern 2 + 3 bei konstanter Geschwindigkeit?

(A) 15 Nanosekunden
(B) 16 Nanosekunden
(C) 20 Nanosekunden
(D) 24 Nanosekunden
(E) 25 Nanosekunden

47) Ein Feigenkaktus aus den Anden Südamerikas liefert einen speziellen Wirkstoff gegen zu hohen Blutdruck. Der Wirkstoff wird dabei aus den Feigen des Kaktus gewonnen. Ein Kaktus liefert im Schnitt 14 Feigen. Aus 520g Feigen kann man durchschnittlich 1ml des Wirkstoffs extrahieren. Eine Feige wiegt normalerweise 40g. 1ml des Wirkstoffs wird benötigt um 1/7 der benötigten Menge für eine Tablette gegen zu hohen Blutdruck herzustellen. Ein Patient unterzieht sich einer Behandlung gegen zu hohen Blutdruck. Über einen Zeitraum von einer Woche muss er alle 6 Stunden eine Tablette zu sich nehmen.

Die Feigen wie vieler Kakteen werden benötigt, um diese Menge an Tabletten herzustellen?

(A) 156 Kakteen
(B) 164 Kakteen
(C) 178 Kakteen
(D) 182 Kakteen
(E) 196 Kakteen

48) Es wirke die Beschleunigung a auf einen beladenen Krankenwagen mit Masse m. Nachdem der transportierte Patient im Krankenhaus abgegeben wurde, ist der Krankenwagen um 10 % leichter.

Um wie viel Prozent muss die Beschleunigung zunehmen, damit die aufgewendete Kraft F um den Krankenwagen zu bewegen gleich gross bleibt? Es gilt die Formel: $F = m \times a$

(A) a nimmt ab
(B) 9 Prozent
(C) 10 Prozent
(D) 11.1 Prozent
(E) 12.1 Prozent

STOP Nicht weiterblättern.

49) Ein Krankenwagen verlässt die Zentrale und erreicht in 14 Minuten den Unfallort. Auf der gesamten Fahrt war der Krankenwagen mit einer Durchschnittsgeschwindigkeit von 76km/h unterwegs. Auf dem Rückweg hat sich etwas mehr Verkehr angesammelt und der Krankenwagen braucht 5 Minuten länger.

Mit was für einer Durchschnittsgeschwindigkeit war der Krankenwagen auf dem Rückweg unterwegs?

(A) 53 km/h
(B) 56 km/h
(C) 59 km/h
(D) 63 km/h
(E) 67 km/h

50) Ein Patient klagt über schmerzende Patellasehnen. Die Computertomographie Untersuchung hat ergeben, dass die Patellasehnen unterhalb der Kniescheiben 9cm lang sind, was viel zu lang ist. Deswegen werden nun in einem operativen Eingriff die Sehnen verkürzt. Im ersten Schritt wird das mittlere Drittel der Sehne entfernt.

In einem zweiten Schritt wird von den beiden übrig gebliebenen Teilstücken jeweils ein Fünftel entfernt. Wie lange ist die Sehne nach dieser Verkürzung noch?

(A) 2.4 cm
(B) 3.0 cm
(C) 3.6 cm
(D) 4.2 cm
(E) 4.8 cm

51) Im Schnitt scheiden wir ungefähr 1.5 Liter Urin am Tag aus. Die Hauptbestandteile des Urins sind neben Wasser auch Harnstoffe, Harnsäure und Kreatinin. Täglich scheiden wir etwa 25 Gramm Harnstoff aus, 0.5 Gramm Harnsäure und 1.75 Gramm Kreatinin.

In welchem Verhältnis (in g/ml) stehen diese 3 Bestandteile zueinander (Harnstoff zu Harnsäure zu Kreatinin)?

(A) 5 : 0.1 : 0.25
(B) 10 : 0.2 : 0.7
(C) 15 : 0.3 : 1
(D) 20 : 0.4 : 1.5
(E) 25 : 1.75 : 0.5

52) Ein physikalisches Experiment hat folgende Werte geliefert:

Messwert A	Messwert B	Messwert C
1	2	3
1/3	6	7
1/5	10	11
1/7	14	15
1/9	18	19
1/11	22	24

Welche Beziehung ist korrekt?

(A) Das Produkt aus dem Kehrwert von A, B und C ist konstant
(B) B steigt gleichermassen an wie C
(C) Der Quotient aus B und A ergibt 2
(D) A entspricht dem Kehrwert aus B/2
(E) Es liegt keine Beziehung unter den drei Messwerten vor.

53) Der Brechwert D einer Linse ist der Kehrwert der Brennweite F und wird in Dioptrien (1/m) angegeben. Der Brechwert berechnet sich aus der Summe der beiden Kehrwerte der Gegenstandsweite G und Bildweite B. Die Gegenstandsweite betrage 0.2m und die Bildweite 5cm. Wie viel beträgt folglich die Brennweite F?

(A) circa 4cm
(B) circa 25cm
(C) circa 4m
(D) circa 25m
(E) circa 0.25cm

54) Ein Medizinstudent schreibt seine Doktorarbeit über Kinder in der Psychiatrie. Die gesamte Arbeit soll 155 Seiten umfassen. Im Schnitt kann er 4 Seiten pro Tag schreiben. Jeden 6. Tag kann er jedoch nichts schreiben, da er dann einem Hobby nachgeht. Alle 2 Tage schreibt er direkt in der Psychiatrie, wo er aber immer wieder abgelenkt wird und so gezwungen ist ¼ der an diesem Tag geschriebenen Seiten wieder neu zu schreiben.

Nach wie vielen Tagen hat er die Arbeit fertig geschrieben?

(A) Nach 55 Tagen
(B) Nach 62 Tagen
(C) Nach 60 Tagen
(D) Nach 51 Tagen
(E) Nach 49 Tagen

55) Es liegen 1500ml einer Lösung vor. Die Lösung enthält 10^{-7} Ca-Ionen/Liter. Nun gibt man 900ml einer zweiten Lösung hinzu mit einer Konzentration von 0.05×10^{-5} Ca-Ionen/Liter. Diese beiden Lösungen mischt man und leert davon 500ml in ein neues Gefäss. Wie viele Ca-Ionen befinden sich im Gefäss?

(A) 0.8125×10^{-7}
(B) 2.25×10^{-8}
(C) 0.125×10^{-8}
(D) 2.5×10^{-7}
(E) 1.25×10^{-7}

56) In einer Petrischale sollen Bakterien gezüchtet werden, die das menschliche Immunsystem stärken und so zahlreichen Krankheiten vorbeugen sollen. Zu Beginn befinde sich ein einziges Bakterium in der Schale. Die Bakterienzahl verdopple sich alle 2 Tage. Nach genau 48 Tagen ist die Petrischale voll. Um schneller an die Bakterien zu kommen, werden nun zu Beginn anstatt nur einem Bakterium gleich 4 Bakterien in die Schale getan. Nach wie vielen Tagen ist diese Schale voll?

(A) Nach 12 Tagen
(B) Nach 14 Tagen
(C) Nach 40 Tagen
(D) Nach 44 Tagen
(E) Nach 46 Tagen

57) Elektronen (negativ geladen) werden durch die sogenannte Coulomb-Kraft (F) im Atomkern (positive Ladung) zusammengehalten. Teilchen mit gleicher Ladung stossen sich hingegen ab. Die Formel für die Coulomb-Kraft lautet:

$$F = K \times \frac{Q1 \times Q2}{r^2}$$

Q1 und Q2 sind die Ladungen der Teilchen, r ist der Abstand zwischen den Teilchen und K eine Konstante.

Auf zwei verschiedene Teilchen mit unterschiedlicher Ladung wirkt eine Coulomb-Kraft. Der Abstand zwischen den Teilchen betrage 300nm.

Was geschieht, wenn man den Abstand auf 30nm senkt?

(A) F steigt um 10%
(B) F steigt um 100%
(C) F bleibt gleich, da K den Unterschied kompensiert
(D) F wird um den Faktor 10 grösser
(E) F wird um den Faktor 100 grösser

58) Das Guillain-Barré-Syndrom (GBS) ist eine entzündliche Erkrankung der Nerven. Das typische Symptom ist unter anderem eine an den Händen oder Füssen beginnende Lähmung. In Deutschland sind circa 3 pro 100'000 Menschen davon betroffen. Männer sind dabei 1.5-mal häufiger betroffen als Frauen. Wie viele Männer mit GBS gibt es in Deutschland (Bevölkerung von 80 2/3 Mio.)?

(A) 1613
(B) 968
(C) 1452
(D) 807
(E) 2319

59) Zwei Pflegefachfrauen mit unterschiedlichem Arbeitstempo haben Nachtschicht auf der gleichen Station. Eine der beiden Pflegefachfrauen ist etwas erfahrener und braucht deswegen normalerweise 40 Minuten für den nächtlichen Kontrollgang. Die andere Pflegefachfrau braucht 60 Minuten für die gleiche Arbeit. Aufgrund von überdurchschnittlich viel Arbeit und aufwendigen Patienten benötigen beide Pflegefachfrauen in dieser Nachtschicht mehr Zeit für den Kontrollgang. Für die schnellere Pflegefachfrau bedeutet dies eine Zusatzbelastung von 10 Minuten. Wie lange brauchen die beiden Pflegefachfrauen nun bei überdurchschnittlich viel Arbeit, wenn sie den nächtlichen Kontrollgang zusammen erledigen?

(A) 24 Minuten
(B) 27 Minuten
(C) 30 Minuten
(D) 33 Minuten
(E) 36 Minuten

60) Eine medizinisch-technische Firma stellt unter anderem Beinprothesen her. 5 Personen stellen in einer Woche im Schnitt 45 Prothesen her. Gearbeitet wird von Montag bis Freitag. Wie viele Prothesen kann die Firma in einer Woche herstellen, wenn von Dienstag bis Donnerstag ein Mitarbeiter ausfällt und ab Donnerstag zwei Aushilfskräfte eingesetzt werden?

(A) 48.6 Prothesen
(B) 46.8 Prothesen
(C) 45 Prothesen
(D) 43.2 Prothesen
(E) 41.4 Prothesen

61) Die Flüssigkeitsbilanz beschreibt die Differenz von aufgenommener und abgegebener Flüssigkeit. Sie dient der Gewährleistung einer ausgeglichenen Flüssigkeitszufuhr bei Patienten, die diese nicht selbst steuern können. Beträgt die Differenz 0, so spricht man von einer ausgeglichenen Bilanz. Durch Trinken nehmen wir eine bestimmte Menge an Wasser zu uns und durch das Wasser, welches in der Nahrung steckt, noch weitere 650ml. Durch Oxidation in den Mitochondrien nehmen wir weitere 220ml auf. Mit dem Urin gehen hingegen 1300ml Wasser verloren, mit dem Stuhl 170ml und durch die Haut und Schleimhäute bzw. die Atmung unbemerkt nochmals 800ml.

Wie viel Wasser muss ein Patient zusätzlich trinken, wenn er aufgrund einer Krankheit 27% mehr Wasser durch den Urin abgibt und seine Flüssigkeitsbilanz ausgeglichen sein soll?

(A) 324 ml
(B) 351 ml
(C) 378 ml
(D) 405 ml
(E) 432 ml

62) Zur Bestimmung der Temperatur gibt es verschiedene Skalen. So zum Beispiel die Celsius- und die Fahrenheitskala. Zwischen den beiden Skalen besteht ein Zusammenhang. In der nachfolgenden Tabelle sind einige Messwerte aufgelistet:

Grad Celsius	Grad Fahrenheit
5	41
10	50
25	77
30	86

Welche der folgenden Antwortmöglichkeiten beschreibt die richtige Formel für den Zusammenhang zwischen Grad Celsius und Grad Fahrenheit?

(A) °F = (32 - °C) × 9/5
(B) °F = (°C × 5/9) - 32
(C) °F = (°C + 32) × 5/9
(D) °F = (°C × 9/5) + 32
(E) keine der oben genannten Formeln

63) Welche der folgenden Abfolgen von Einheiten lässt sich nicht kürzen, sodass eine Konstante, also eine physikalische Grösse ohne Einheit entsteht?

(A) $(N \times s^3) \times \left(\frac{s^2}{v}\right) \times (\frac{1}{v} \times N \times s^5)^{-1}$

(B) $(\sqrt{v \times s} \times N)^{-2} \times (\frac{1}{(v \times s)^{-2}}) \times \frac{N^2}{v \times s}$

(C) $\left(N \times s \times \sqrt{v}^{-3}\right) \times \sqrt[2]{v}^{3} \times N^{-1} \times s^{-1}$

(D) $(\frac{1}{v \times s} \times N^{-2}) \times (\sqrt{v \times s} \times N)^2 \times \frac{1}{\sqrt{v \times s}}$

(E) $\frac{N \times s \times v^2}{\frac{1}{N \times s} \times v} \times \frac{v^{-1}}{\frac{1}{N^{-2} \times s^{-2}}}$

64) Privatpatient Konrad wird demnächst aus dem Krankenhaus entlassen und macht sich Gedanken über seinen neuen Swimmingpool. So schnell wie möglich möchte er in seinem neuen Pool schwimmen gehen. Wie viele Stunden vor seiner Heimkehr muss sein Bediensteter die 4 Pumpen des Pools starten, damit der Pool rechtzeitig voll wird? Pumpe 1 füllt den Pool alleine in 100 Stunden, Pumpe 2 in 125 Stunden, Pumpe 3 in 150 Stunden und die etwas in die Jahre gekommene Pumpe 4 in 3000 Stunden.

(A) 20 Stunden
(B) 30 Stunden
(C) 40 Stunden
(D) 50 Stunden
(E) 60 Stunden

65) Die Weltbevölkerung wird zunehmend älter. Pro Jahr steigt der Bedarf an Pflegeplätzen in Alters- und Krankenheimen um circa 20 Prozent an.

Um wie viel Prozent ist der Bedarf an Pflegeplätzen in 4 Jahren im Vergleich zu heute höher?

(A) Um circa 80 Prozent
(B) Um circa 96 Prozent
(C) Um circa 105 Prozent
(D) Um circa 107 Prozent
(E) Um circa Prozent 111 Prozent

66) Man mische 12 Liter einer 10%igen Schwefelsäurelösung mit einer unbekannten Menge an 40%iger Schwefelsäure und 1,5 Liter Wasser. Das Gemisch soll einen Schwefelsäuregehalt von 35% haben.

Wie viele Liter der 40%igen Schwefelsäurelösung wurden verwendet?

(A) 7,5 Liter
(B) 10 Liter
(C) 30 Liter
(D) 70,5 Liter
(E) 75 Liter

67) Ein Patient auf der Intensivstation besitzt 3 Antibiotika Infusionen. Infusion 1 hat eine Konzentration von 50mg/l und läuft mit einer Geschwindigkeit von 1mg/min. Infusion 2 hat eine Konzentration von 0,2g/l und läuft mit 0,5mg/min. Infusion 3 hat eine Konzentration von 3000µg/cl und läuft mit 6mg/h. Infusion 1 enthält 1500ml Infusionslösung, Infusion 2 0,5l und Infusion 3 60cl. Bei der regelmässigen Routinekontrolle stellt die Pflegeperson fest, dass es noch 350ml Infusionslösung 3 übrig hat.

Wie viel g Antibiotika hat der Patient bis zu diesem Zeitpunkt über alle 3 Infusionen bereits erhalten?

(A) 1680
(B) 0,09375
(C) 1,2
(D) 1200
(E) 1,68

68) Technetium hat eine biologische Halbwertszeit von 4.6 Stunden. Wie viele Atomkerne sind demnach nach der Hälfte der Zeit, also 2.3 Stunden, zerfallen?

(A) exakt 25 Prozent
(B) weniger als 25 Prozent
(C) mehr als 25 Prozent
(D) exakt 50 Prozent
(E) exakt 75 Prozent

69) Im Labor stehen zwei Behälter mit verschiedenen Lösungen bereit. Behälter 1 hat 5 Liter Wasser, Behälter 2 dagegen 16 Liter Wasser. In Behälter 1 gibt man nun 30g Meersalz und in Behälter 2 gibt man 12g Meersalz. Nun nimmt man 2 Liter der Lösung 1 und mischt es mit 4 Liter der Lösung 2. Die neu entstandene Lösung möchte man nun noch etwas verdünnen. Kurz vor dem Verdünnen passiert aber ein Malheur und man schüttet aus Versehen noch eine unbekannte Menge einer anderen Lösung (Konzentration 8g/l) hinzu.

Wie viel der unbekannten Lösung geriet aus Versehen in die Lösung, wenn die Gesamtkonzentration am Schluss 3,6 g/l beträgt?

(A) 1,1 l
(B) 1,3 l
(C) 1,5 l
(D) 1,7 l
(E) 1,9 l

70) Im Labor stehen 3 verschieden konzentrierte Alkohollösungen bereit. Man mischt 50ml der ersten Lösung mit 250ml der zweiten Lösung und 500ml der dritten Lösung. Es resultiert eine Mischlösung mit einem Verhältnis von Alkohol zu Wasser von 1:9.

Welche der folgenden Konzentrationen müssen verwendet worden sein, um die angegebene Mischlösung zu erhalten?

(A) L1 (1 : 4), L2 (2 : 3), L3 (1 : 3)
(B) L1 (2 : 3), L2 (1 : 4), L3 (1 : 24)
(C) L1 (4 : 21), L2 (3 : 47), L3 (67 : 433)
(D) L1 (3 : 7), L2 (1 : 9), L3 (2 : 23)
(E) L1 (5 : 5), L2 (4 : 21), L3 (1 : 19)

71) Ein Gynäkologe mit eigener Praxis möchte seine Gewinne von 105'000 Euro aus dem vergangenen Jahr anlegen, um noch mehr Gewinn zu erwirtschaften. Er wählt zwei Aktienportfolios aus, bei denen er einen sicheren Zinssatz zugesprochen bekommt. Das erste Portfolio besitzt einen Zinssatz von 6% pro Jahr, das zweite Portfolio einen Zinssatz von 10.5% pro Jahr.

Nach einem Jahr erhält er total 8'100 Euro Zinsen. Wie viel Geld hat er demnach in Portfolio 1 angelegt?

(A) 30'000 Euro
(B) 45'000 Euro
(C) 55'000 Euro
(D) 65'000 Euro
(E) 85'000 Euro

72) Eine pharmazeutische Firma stellt zwei Medikamente auf drei verschiedenen automatisierten Wegen (W1, W2 und W3) her. In den nachfolgenden Tabellen sind für die drei verschiedenen Wege jeweils Produktionsdauer (in Minuten/Stück) und Kapazität (in Minuten) gegeben.

Medikament	Dauer Weg 1	Dauer Weg 2	Dauer Weg 3
A	3	4	5
B	2	4	7

	Weg 1	Weg 2	Weg 3
Kapazität	480	720	1040

Bei der Wahl welchen „Herstellerprogrammes“ A), B), C), D) oder E) wird die Kapazität voll ausgenutzt?

(A) W1(60/36), W2(120/75), W3(65/100)
(B) W1(60/150), W2 (90/90), W3 (190/20)
(C) W1(85/110), W2 (85/95), W3 (132/55)
(D) W1(68/138), W2 (135/55), W3 (82/90)
(E) W1(92/102), W2 (55/125), W3 (103/75)

STOP Nicht weiterblättern.

73) Ein Privatkrankenhaus hat ein bestimmtes monatliches Budget. Damit können 84 Patienten 28 Tage betreut werden. Wie viele Tage können 96 Patienten mit demselben Budget betreut werden?

(A) 32 Tage
(B) 24.5 Tage
(C) 26 Tage
(D) 28.5 Tage
(E) 30 Tage

74) Circa 92.5% des CO2 im Blut wird an Hämoglobin gebunden transportiert und 7.5% liegt in ungebundener Form vor. Das gebundene CO2 liegt zu ungefähr 75% im Blutplasma vor und zu 25% in den roten Blutkörperchen (Erythrozyten).

Wie viel Prozent des CO2 im Blut kommt in gebundener Form in den Erythrozyten vor?

(A) 18.75 %
(B) 20.75 %
(C) 23.125 %
(D) 25.00 %
(E) 28.125 %

75) Das synthetisch hergestellte Isotop 99mTc ist aufgrund seiner kurzen Halbwertszeit von 6 Stunden und seiner Fähigkeit, sich an viele Biomoleküle anzulagern, das bei weitem wichtigste Nuklid, welches in der Nuklearmedizin zum Einsatz kommt. Welche der folgenden Aussagen ist falsch?

(A) Nach 6 Stunden sind im Schnitt genau 50% der Kerne zerfallen.
(B) Nach 3 Stunden sind bereits mehr als 25% der Kerne zerfallen.
(C) Keine der Aussagen ist falsch.
(D) Nach 9 Stunden sind weniger als 75% der Kerne zerfallen.
(E) Nach 12 Stunden sind alle Kerne zerfallen.

76) Um bei einem freien Fall die Fallstrecke zu berechnen benutzt man die folgende Formel:

$$h = \frac{g \times t^2}{2}.$$

Die Geschwindigkeit für den freien Fall berechnet man anhand der Formel
$v = g \times t$.
Welche der folgenden Umformungen bzw. Schlussfolgerungen ist nicht korrekt?

(A) $g = \frac{2h}{t^2}$
(B) $t = \sqrt{\frac{2h}{g}}$
(C) $h = \frac{vt}{2t}$
(D) $t^4 = \frac{4h^2}{g^2}$
(E) $v = \frac{2h}{t}$

77) In der Schweiz haben 47% der gesamten Bevölkerung die Blutgruppe A, 41% die Blutgruppe 0, 8% die Blutgruppe B und 4% die Blutgruppe AB. Zudem haben 80% der Bevölkerung einen positiven Rhesusfaktor und 20% einen negativen.

Wie stehen die Chancen, dass ein verunfallter Autofahrer mit unbekannter Blutgruppe und unbekanntem Rhesusfaktor die Blutgruppe AB und einen positiven Rhesusfaktor hat?

(A) 32 Prozent
(B) 36 Prozent
(C) 3.2 Prozent
(D) 3.6 Prozent
(E) 4 Prozent

78) Ein kleines Privatkrankenhaus habe eine unbekannte Anzahl an Betten. Einen Patienten interessiert es, wie viele Betten das Krankenhaus insgesamt hat. Durch Zufall hat er gehört, dass zu Monatsbeginn die Auslastung bei 85% lag. Nun ist die erste Woche des Monats vergangen und die Auslastung beträgt noch 75%. Es wurden 27 Betten frei seit Monatsbeginn.

Wie viele Betten hat das Krankenhaus somit insgesamt?

(A) 108 Betten
(B) 180 Betten
(C) 270 Betten
(D) 216 Betten
(E) 204 Betten

79) Eine Broteinheit ist definitionsgemäss die Menge eines Nahrungsmittels, welche 10g Kohlenhydrate enthält. Ein Dialysepatient wird auf Diät gesetzt und darf nur 1200 Kalorien (kcal) zu sich nehmen. Wie viele Broteinheiten darf der Patient zu sich nehmen, wenn bei der Verbrennung von 1g Kohlenhydraten über den Stoffwechsel eine Energie von 5kcal frei wird und der Patient 1/6 der 1200 Kalorien in Form von Kohlenhydraten aufnehmen soll?

(A) 2 Broteinheiten
(B) 4 Broteinheiten
(C) 20 Broteinheiten
(D) 40 Broteinheiten
(E) 100 Broteinheiten

80) Distickstoffmonoxid, welches allgemeiner bekannt ist als Lachgas, besteht wie der Name schon sagt, aus 2 Stickstoffatomen und einem Sauerstoffatom. Ein Stickstoffatom besitzt 7/8 der Masse eines Sauerstoffatoms.

Wie hoch ist der Anteil des Sauerstoffatoms an der gesamten Masse des Moleküls?

(A) 33 Prozent
(B) 36 Prozent
(C) 40 Prozent
(D) 62 Prozent
(E) 69 Prozent

81) Ein Krankenwagen verlässt die Zentrale und beschleunigt in 5 Sekunden von 10 auf 100 Kilometer pro Stunde. Wie viel beträgt seine Beschleunigung, wenn eine gleichmässig beschleunigte Bewegung vorliegt und Reibung sowie Luftwiderstand vernachlässigt werden? Es gilt folgendes Gesetz: v = a × t

(A) $20\ m/s^2$
(B) $18\ m/s^2$
(C) $12\ m/s^2$
(D) $6\ m/s^2$
(E) $5\ m/s^2$

V = a × t
$\frac{100}{5} = a$

82) Eine unbekannte tropische Krankheit führt bei 65% aller Betroffenen zu Durchfall, 80% der Betroffenen leiden an Übelkeit. Dabei können beide Symptome gleichzeitig auftreten, oder aber auch beide einzeln.

Mindestens wie viel Prozent der Betroffenen haben beide Symptome?

(A) 15%
(B) 25%
(C) 35%
(D) 45%
(E) 65%

83) Das Volumen eines menschlichen Zellkerns besteht circa zu 85% aus Wasser. Die restlichen 15% macht das Erbgut aus. Eine menschliche Zelle habe einen Zellkern mit einem Durchmesser von 4000 Nanometern. Der Vereinfachung halber gehen wir davon aus, dass der Zellkern eine perfekte Kugel darstellt (Volumen einer Kugel: $V = \frac{4}{3} \times \pi \times r^3$).

Wieviel beträgt das Volumen, welches das Erbgut beinhaltet?

(A) ~ 0,11 Kubik-Mikrometer
(B) ~ 5 Kubik-Mikrometer
(C) ~ 40 Kubik-Mikrometer
(D) ~ 322 Kubik-Mikrometer
(E) ~ 502 Kubik-Mikrometer

84) Eine E. Coli Kolonie wächst um 10% alle 9 Minuten. Wann ist der letzte Zeitpunkt, bevor sich die Zahl der Bakterien verdreifacht hat?

(A) Nach 72 Minuten
(B) Nach 81 Minuten
(C) Nach 90 Minuten
(D) Nach 99 Minuten
(E) Nach 108 Minuten

85) 200ml einer speziellen Lösung enthalten 6 Gramm pflanzliches Eiweiss. Man gebe nun eine unbekannte Menge an tierischem Eiweiss hinzu. Danach schüttet man 140ml reines Wasser hinzu.

Wie viel Gramm tierisches Eiweiss wurden hinzugegeben, wenn man annehmen kann, dass 1g pflanzliches Eiweiss 1,8 Gramm tierischem Eiweiss entspricht und die Lösung schlussendlich einen pflanzlichen Proteingehalt von 0,025 g/ml hat?

(A) 1,4 g
(B) 2,5 g
(C) 4,5 g
(D) 10,8 g
(E) 15,3 g

86) Zur Beschreibung von idealen Gasen wird die allgemeine Gasgleichung herangezogen. Die Formel für die allgemeine Gasgleichung liefert einen Zusammenhang zwischen Druck $(in\ N/m^2)$, Volumen $(in\ m^3)$, Stoffmenge (in mol) und Temperatur (in K) der Gase. Die universelle Gaskonstante R hat die Einheit J/K×mol. Die Masse m wird in kg angegeben. Dabei gilt folgende Formel:

p × V = n × R × T

Welche Einheit hat die spezifische Gaskonstante R_s, wenn gilt:

$$m = \frac{\mathrm{n} \times \mathrm{R}}{R_S}$$

(A) $\frac{N}{kg \times K \times m}$
(B) $\frac{Nm}{kg \times K}$
(C) $\frac{Nm}{mol \times K}$
(D) $\frac{Nm}{m \times K}$
(E) Keine Einheit

87) Anlässlich des 150-jährigen Bestehens eines Krankenhauses werden Ballone mit daran befestigten kleinen Zetteln vom 11. Stock (ein Stockwerk habe eine Höhe von 4m) des Bettenhochhauses in den Himmel gelassen. Jeder schreibt auf seinen Zettel, was er sich für die Zukunft des Krankenhauses wünscht. Die Ballone werden gleichzeitig losgelassen. Ein Zettel wurde nicht richtig befestigt und fliegt aus der Ruhelage heraus im freien Fall Richtung Boden.
Es gilt folgendes physikalisches Gesetz: $s = \frac{1}{2} \times a \times t^2$, wobei s=Strecke, t=Fallzeit und a=Beschleunigung=$9.\overline{7}\ m/s^2$.

Die Luftreibung und alle anderen beeinflussenden Faktoren werden vernachlässigt.

Wann erreicht der Zettel den Boden?

(A) Nach 2.5 Sekunden
(B) Nach 2.75 Sekunden
(C) Nach 3 Sekunden
(D) Nach 3.25 Sekunden
(E) Nach 3.5 Sekunden

88) Zur Therapie maligner Tumore werden häufig radioaktive Stoffe verwendet. Es wird ein radioaktiver Stoff mit einer Halbwertszeit von 7.5 Stunden eingesetzt.

Wie lange dauert es, bis nur noch weniger als 1‰ der ursprünglichen Menge vorhanden ist?

(A) 52 ½ Stunden
(B) 60 Stunden
(C) 67 ½ Stunden
(D) 75 Stunden
(E) 82 ½ Stunden

89) Man mische 6 Liter einer 30%igen Schwefelsäurelösung mit 5 Liter einer 25%igen Schwefelsäurelösung. Was für eine Konzentration hat die neue Mischlösung dann?

(A) 25.52 %
(B) 26.62 %
(C) 27.72 %
(D) 28.82 %
(E) 29.92 %

90) Ein Schmerzmittel wird normalerweise im Verhältnis 1:5 mit Wasser gemischt. Ein Patient ist etwas weniger schmerzempfindlich und deswegen wird das Schmerzmittel mit mehr Wasser als normal üblich verdünnt.

Wie viel Wasser muss man zu einer 60ml Schmerzmittel-Wasser-Lösung hinzugeben, um auf ein Verhältnis von 1:8 zu kommen?

(A) 20ml
(B) 30ml
(C) 36ml
(D) 40ml
(E) 46ml

91) Ratten können unter anderem die bakteriellen Erreger, welche Tuberkulose auslösen, verbreiten und diese bei Kontakt mit Menschen auf sie übertragen. Auf der Insel Südgeorgien im Südatlantik gibt es, hervorgerufen durch ungewollt eingeschleppte Ratten, die keine natürlichen Feinde haben, eine Rattenplage. Die Population vergrössert sich explosionsartig. Schätzungen zufolge verzwölffacht sich die Population jedes Frühjahr. Im Spätjahr sterben dann ungefähr 5/12 der Ratten wieder aufgrund des schlechten Wetters.

Angenommen es gelangten ursprünglich im Frühjahr vor 4 Jahren genau 12 Ratten per Zufall auf die Insel, wie viele Ratten gibt es nun am Ende des Spätjahres?

(A) 7‘500
(B) 28‘812
(C) 37‘500
(D) 145‘152
(E) 201‘684

92) Eine Radiologie-Praxis will sich ein neues Gerät für bildgebende Verfahren anschaffen. Dafür benötigt die Praxis rund 750‘000 Euro. 40% davon müssen Eigenkapital sein und der Rest kann durch einen Kredit bei einer lokalen Bank gedeckt werden.

Wie viel Eigenkapital muss die Praxis zum jetzigen Zeitpunkt haben, wenn das Gerät in 4 Jahren angeschafft werden soll (bei einem Zinssatz von 5%)?

(A) 235‘409 Euro
(B) 246‘811 Euro
(C) 257‘213 Euro
(D) 259‘151 Euro
(E) 274‘360 Euro

93) Für die Mischtemperatur von zwei Stoffen oder Körpern benötigt man die spezifische Wärmekapazität. Dabei gilt: Haben zwei Körper mit unterschiedlichen Temperaturen Kontakt, so gibt der Körper mit der höheren Temperatur Wärme an den anderen Körper ab. Dadurch wird dieser solange wärmer, bis beide Körper die gleiche Temperatur erreichen. Die Mischtemperatur lässt sich wie folgt berechnen:

$$T_m = \frac{m1 \times c1 \times T1 + m2 \times c2 \times T2}{m1 \times c1 + m2 \times c2}$$

Dabei ist/sind:
Tm = die Mischtemperatur in Grad Celsius
c1 bzw. c2= die spezifischen Wärmekapazitäten der beiden Stoffe in Joule pro Kilogramm mal Grad Celsius (c variiert je nach Stoff)
m1 bzw. m2 = die Masse der Stoffe in Kilogramm
T1 bzw. T2 = die Temperaturen der beiden Stoffe in Grad Celsius

Welche der folgenden Aussagen ist korrekt?

I. Mischt man 12 Liter Wasser, das 20 Grad Celsius warm ist, mit 18 Litern Wasser der Temperatur 40 Grad Celsius, so ergibt sich eine bestimmte Mischtemperatur. Durch eine Temperatur-Erhöhung des kälteren Wassers um 5 Grad Celsius erhöht sich die Mischtemperatur um 8 Grad Celsius.

II. Man mische Wasser mit unterschiedlichen Temperaturen miteinander. Dadurch stellt sich eine bestimmte Mischtemperatur ein. Durch Erhöhung einer der beiden Temperaturen nimmt die Mischtemperatur ab.

III. Die Mischtemperatur verhält sich proportional zu m1 und T1 bzw. m2 und T2.

(A) Nur Aussagen I und II sind richtig
(B) Nur Aussagen II und III sind richtig
(C) Nur Aussage I und III sind richtig
(D) Nur Aussage I ist richtig
(E) Keine der Aussagen ist richtig

94) Im Labor stehen 2 Ethanol Lösungen bereit. 800ml der ersten Lösung werden mit 1.2 Liter der zweiten Lösung gemischt. Die Mischlösung hat dann eine Ethanol Konzentration von 50 Prozent. Wenn man aber 1600ml der ersten Lösung mit 600ml der zweiten Lösung mischt, so hat die Mischlösung nur noch eine Ethanol Konzentration von 40 Prozent.

Was für eine Ethanol Konzentration hat die erste Lösung?

(A) $22\frac{4}{9}$ Prozent
(B) $16\frac{1}{3}$ Prozent
(C) $44\frac{4}{7}$ Prozent
(D) $31\frac{2}{3}$ Prozent
(E) $62\frac{2}{9}$ Prozent

95) Bei einem Bruch des Unterarmes wird entweder ein Gips angebracht oder aber eine Schiene. Wenn ein Gips angebracht wird, dann erhält ein Krankenhaus im Schnitt 55 Euro mehr je Patient im Vergleich zu einer Schiene.

Wie viele Schienen wurden benötigt, wenn innerhalb eines bestimmten Zeitraums 13'410 Euro mit 125 Patienten eingenommen wurden und das Krankenhaus für eine Schiene 80 Euro erhält?

(A) 60 Schienen
(B) 61 Schienen
(C) 62 Schienen
(D) 63 Schienen
(E) 64 Schienen

96) Seit Wochen kursiert eine ziemlich hartnäckige Grippe, von der viele Patienten betroffen sind. In der ersten Woche waren 1/6 aller Patienten erkrankt. In der zweiten Woche waren insgesamt 19 Betten mehr belegt und die Zahl der Grippekranken stieg auf 24%. In der dritten Woche wurden nochmals 18 Betten zusätzlich belegt und der Prozentsatz der Erkrankten stieg auf 29%. In der vierten Woche wurden noch weitere 29 Betten belegt und die Zahl der Grippekranken erreichte mit einem Wert von 35% ihr Maximum. In der vierten Woche waren insgesamt 105 Patienten erkrankt.

Wie viele Patienten waren folglich in der ersten Woche erkrankt?

(A) 29 Patienten
(B) 33 Patienten
(C) 39 Patienten
(D) 43 Patienten
(E) 50 Patienten

97) Zwei Baumaschinen sind dafür verantwortlich, das Fundament für eine neue Onkologie Klinik anzulegen. Sie brauchen dafür 5 Tage. Wie lange hätten die Baumaschinen, wenn sie noch von einer weiteren Baumaschine unterstützt werden?

(A) 80 Stunden
(B) 100 Stunden
(C) 120 Stunden
(D) 160 Stunden
(E) 180 Stunden

98) Aus Langeweile heraus hat sich Langzeitpatient Max Mustermann aufgeschrieben, welche Ereignisse in seinem 4er Zimmer wie oft auftreten. Es kommt im Schnitt alle 48 Minuten vor, dass jemand das Zimmer betritt, alle 60 Minuten schaltet jemand den Fernseher oder Radio an und alle 1 ½ Stunden muss jemand auf die Toilette.

Wann ist statistisch gesehen der nächstmögliche Zeitpunkt, an dem alle drei Ereignisse gleichzeitig stattfinden?

(A) In 180 Minuten
(B) In 360 Minuten
(C) In 540 Minuten
(D) In 720 Minuten
(E) In 960 Minuten

99) Im Geografie-Unterricht der Klasse 2A wird gerade das Thema Seen & Gewässer behandelt. Thema der heutigen Lektion ist der grosse Salzsee in Utah, welcher einen überdurchschnittlich hohen Salzgehalt hat. Zur Demonstration des Phänomens hat der Lehrer einen Behälter mit 12 Liter Fassungsvermögen bereitgestellt, in welchen er so viel Salz getan hat, dass eine 15%ige Salzlösung entstanden ist. Nun wird das Experiment laufen gelassen, bis 3 Liter Wasser verdunstet sind (das Salz bleibt erhalten). Danach misst er zusammen mit seinen Schülern den Salzgehalt.

Wie hoch ist dieser nun?

(A) 12 %
(B) 18 %
(C) 20 %
(D) 24 %
(E) 45 %

100) In einem Stromkreis befinden sich oftmals mehrere Widerstände. Beim Parallelschalten dreier Widerstände gilt folgendes:

Der Gesamtwiderstand (R_{Ges})berechnet sich aus dem Kehrwert der Summe der Kehrwerte der einzelnen Widerstände (R_1, R_2, R_3). Die Einheit von R ist 1 Ohm. Der Gesamtwiderstand betrage 500 Ohm, R_1 betrage 2000 Ohm und R_2 betrage 800 Ohm.

Wie viel muss dann folglich R_3 betragen?

(A) 1200 Ohm
(B) 2300 Ohm
(C) 2800 Ohm
(D) 3500 Ohm
(E) 4000 Ohm

101) Aus 100 Gramm pflanzlichem Eiweiss können ungefähr 50 Gramm menschliches Eiweiss gewonnen werden. Aus derselben Menge tierischem Eiweiss können sogar 90 Gramm menschliches Eiweiss gewonnen werden. Der Eiweissgehalt von Rindfleisch beträgt 25%. Chia Samen enthalten hingegen nur knapp 20% Eiweisse.

Wie viel Gramm Chia-Samen muss ein Vegetarier zu sich nehmen, um die gleiche Menge an menschlichen Eiweissen aufzunehmen wie in 150 Gramm Rindfleisch? (Anmerkung: Chia-Samen beinhalten pflanzliches Eiweiss und Rindfleisch tierisches Eiweiss.)

(A) 270,0
(B) 187,5
(C) 337,5
(D) 216,0
(E) 416,6

102) Um zu testen, ob jemand eine bestimmte Blutkrankheit hat, werden 3 Tests angewendet. Alle drei Tests kosten zusammen 120 Euro. Test 1 ist doppelt so teuer wie Test 2 und dieser wiederum dreifach so teuer wie Test 3. Wie teuer ist Test 2?

(A) 24 Euro
(B) 36 Euro
(C) 40 Euro
(D) 45 Euro
(E) 60 Euro

103) Der menschliche Körper besteht circa zu 75% aus Wasser. Das Wasser befindet sich dabei zu 2/3 im Intrazellularraum (IZR) und zu 1/3 im Extrazellularraum (EZR). Der Extrazellularraum wird weiter unterteilt ins Interstitium (75% des EZR), den Plasmaraum (15% des EZR) und den Transzellularraum (10% des EZR).
Wie schwer ist ein Erwachsener oder ein Kind, bei dem sich im Plasmaraum 3 Liter befinden?

(A) 80 kg
(B) 45 kg
(C) 40 kg
(D) 60 kg
(E) 120 kg

104) Im menschlichen Körper kommt Natrium positiv geladen vor und zwar grösstenteils ausserhalb der Zellen. Das Natrium ist unerlässlich für den Aufbau der elektrischen Spannung an den Zellmembranen und sorgt deswegen dafür, dass Nervenimpulse weitergeleitet werden und der Herzrhythmus sowie auch die Muskelarbeit korrekt funktionieren. Im Schnitt hat ein erwachsener Mensch circa 1.5 Gramm körpereigenes Natrium pro Kilogramm Körpergewicht. Natrium besitzt eine Molekülmasse von 22.988 g/mol.

Wie viele Natriumteilchen besitzt ein 80 Kilogramm schwerer Patient in seinem Körper, wenn die Avogadrozahl (6.022×10^{23}) aussagt, wie viele Teilchen 1 mol eines bestimmten Stoffes hat?

(A) 31.4×10^{23} Teilchen
(B) 11.5×10^{23} Teilchen
(C) 0.314×10^{23} Teilchen
(D) 3.14×10^{25} Teilchen
(E) 1.15×10^{24} Teilchen

105) Aus der Optik wissen wir, dass bei Aneinanderreihung mehrerer Linsen der Kehrwert der totalen Brennweite der Summe der Kehrwerte der einzelnen Brennweiten der aneinandergereihten Linsen entspricht. Man habe nun zwei aneinandergereihte Linsen mit einer Brennweite von jeweils 16 cm.

Wie hoch ist dann die totale Brennweite?

(A) 4 cm
(B) 8 cm
(C) 10 cm
(D) 16 cm
(E) 32 cm

106) Es wird eine Umfrage gemacht unter lungenkranken Patienten zu deren Rauchgewohnheiten. An der Umfrage nehmen 500 Personen teil. Folgende Antwortmöglichkeiten bietet die Umfrage: Zigarettenraucher, E-Zigarettenraucher und Pfeifenraucher. Mehrfachnennungen sind möglich. 21% der Befragten rauchen nicht, 31% rauchen nur Zigaretten, 11% nur E-Zigaretten und 21% rauchen nur Pfeife. 7% rauchen sowohl Zigaretten, als auch Pfeife, aber nicht E-Zigaretten, 4% rauchen Zigaretten und E-Zigaretten, aber nicht Pfeife und 2% rauchen Zigaretten, E-Zigaretten und Pfeife.

Wie viele der Befragten rauchen Pfeife und E-Zigaretten, aber nicht normale Zigaretten?

(A) 12 Personen
(B) 15 Personen
(C) 23 Personen
(D) 120 Personen
(E) 205 Personen

107) Ärzte aus China planen eine gross angelegte Operation. Es sollen ganze 6 Ärzte eingesetzt werden, um in 2.5 Stunden 5 Patienten zu operieren. Das Projekt ist sehr umstritten und es wird heftig darüber diskutiert. Schlussendlich verbietet die Spitaldirektion eine Operation in diesem Ausmass und es werden nur noch 4 Ärzte zur Verfügung gestellt. In der vergangenen Zeit, in der das Projekt zur Debatte stand, verstarb tragischer Weise einer der Patienten.

Wie lange brauchen die 4 Ärzte um die verbliebenen Patienten zu operieren?

(A) 80 Minuten
(B) 120 Minuten
(C) 180 Minuten
(D) 225 Minuten
(E) 280 Minuten

108) Man entnehme einer 1,3%igen Schwefellösung 34ml und verdünnt das Ganze anschliessend mit 300ml reinem Wasser (Anmerkung: eine x-prozentige Lösung enthält x Gramm des gelösten Stoffes pro 100 Gramm der Gesamtlösung). Was für eine Konzentration besitzt die verdünnte Mischlösung?

(A) 3,9 g/l
(B) 0,39 g/l
(C) 0,44 g/l
(D) 13,2 g/l
(E) 1,32g/l

109) Radioaktive Stoffe haben alle eine bestimmte Halbwertszeit. Die Halbwertszeit gibt an, nach welcher Zeitspanne genau die Hälfte der ursprünglich vorhandenen Menge zerfallen ist. Die Halbwertszeit eines radioaktiven Stoffes betrage 2 Tage. Wann ist 12.5% der ursprünglich vorhandenen Menge zerfallen?

(A) Nach 3 Tagen
(B) Nach 6 Tagen
(C) Nach 2 Tagen
(D) Nach weniger als 2 Tagen
(E) Nach mehr als 6 Tagen

110) Gegeben sei das folgende physikalische Gesetz:

$A = \frac{B \times C \times D}{E \times F}$

Es gelte:
A = gesuchte Grösse
B = in $\mathrm{kg} \times m^{-1} \times s^{-1}$ (1 Pa = $\mathrm{kg} \times m^{-1} \times s^{-2}$)
C = in Meter
D = natürliche Zahl
E = Konstante
F = in m^4
Welche Einheit hat demzufolge A?

(A) kg × s × m^{-4}
(B) kg × s^{-1} × m^4
(C) Pa × s × m^{-3}
(D) Pa × s × m^3
(E) Lässt sich nicht sagen, da A von D und E abhängt.

111) Gegeben sei folgende Formel:

$$A = \frac{3}{2} B^2\sqrt{3}$$

Um wie viel Prozent nimmt A zu, wenn man B um 20% steigert?

(A) 20 Prozent
(B) 24 Prozent
(C) 32 Prozent
(D) 40 Prozent
(E) 44 Prozent

112) Eine Praxis für Allgemeinmedizin kauft sich für 720‘000 Euro brutto ein neues Röntgen-Gerät. Die Mehrwertsteuern von 20 Prozent sind darin enthalten. Die Praxis kann aber die Mehrwertsteuern abziehen, weswegen der Netto-Preis ausschlaggebend ist. Wie viel kostet das neue Röntgen-Gerät demnach netto?

(A) 540‘000 Euro
(B) 586‘000 Euro
(C) 586‘000 Euro
(D) 600‘000 Euro
(E) 846‘000 Euro

113) 3500ml einer Kochsalzlösung mit einer Konzentration von 3 g/l werden mit 1250ml einer Kochsalzlösung gemischt, deren Konzentration unbekannt ist. Die erhaltene Lösung wird dann wiederum mit 750ml einer dritten Kochsalzlösung der Konzentration 6g/l gemischt. Man erhält eine Lösung mit einer Konzentration von 4g/l. Wie hoch ist die unbekannte Konzentration der zweiten Kochsalzlösung?

(A) 3.00 g/l
(B) 3.75 g/l
(C) 5.25 g/l
(D) 5.6 g/l
(E) 8.75 g/l

114) Ein Kompartiment ist ein gedanklich konstruierter oder räumlich darstellbarer Teilbereich des menschlichen Körpers. Es gibt verschiedene Arten von Kompartimenten, eine davon sind die Körperkompartimente. Man unterscheidet unter anderem zwischen Intrazellular- und Extrazellularraum. Der Extrazellularraum wird weiter unterteilt in Interstitium (75%iger Anteil), Plasmaraum (15%iger Anteil) und in Transzellularraum (10%iger Anteil). Intra- sowie Extrazellularraum werden zusammengefasst als Wasserraum bezeichnet. Durchschnittlich macht der Wasserraum 2/3 der Gesamtmasse eines Menschen aus. 2/3 des Wasserraums besteht aus dem Intrazellularraum, 1/3 aus dem Extrazellularraum.

Wie hoch ist der Prozentanteil des Plasmaraum-Volumens eines 45kg schweren Kindes am Plasmaraum-Volumen eines durchschnittlichen Erwachsenen (75kg)?

(A) 30%
(B) 37.5 %
(C) 45%
(D) 52.5 %
(E) 60%

115) Es liegen zwei verschiedene Petrischalen im Labor bereit. In beiden Petrischalen werden Bakterien angesiedelt. 6 Tage nach der Ansiedlung der Bakterien in der ersten Petrischale bedecken diese 1/64 der Petrischale. Auf der zweiten Petrischale beginnt man mit der Ansiedlung der Bakterien 2 Tage später. 6 Tage nach deren Ansiedlung bedecken sie 1/256 der Petrischale. Jeden Tag verdoppelt sich die von den Bakterien bedeckte Fläche in den Petrischalen.

Nach einer bestimmten Anzahl Tage bedecken die Bakterien in der ersten Petrischale die gesamte Fläche. Wie viele Tage später bedecken die Bakterien in der zweiten Petrischale die gesamte Fläche?

(A) 2 Tage
(B) 4 Tage
(C) 6 Tage
(D) 8 Tage
(E) 10 Tage

116) Eine tropische Krankheit bringe die drei Symptome Durchfall, Fieberanfälle und Juckreiz hervor. Die drei Symptome können entweder zusammen auftreten, alleine oder es kann auch sein, das betroffene Personen gar keine der drei oben erwähnten Symptome aufweisen. Das Symptom Durchfall ist bei 80% der Kranken auszumachen, Fieberanfälle kommen bei 70% der Betroffenen vor und Juckreiz bei 65%.

Mindestens wieviel Prozent der Betroffenen leiden unter keinem der drei Symptome?

(A) 15%
(B) 0%
(C) 30%
(D) 20%
(E) 35%

117) In Russland ist die Krankenhausdichte sehr gering. In Bovanenkovo geschah ein Unfall mit mehreren Verletzten. Diese müssen möglichst schnell nach Workuta ins nächstgelegene Krankenhaus gebracht werden. Die Strecke beträgt insgesamt 910 Kilometer. Auf den ersten 300 Kilometern ist der Krankentransport im Schnitt mit 90 Kilometern/Stunde unterwegs. Danach kommt etwas besseres Gelände und der Transportwagen kann die nächsten 460 Kilometer mit 100 Kilometern/Stunde zurücklegen. Auf den letzten noch fehlenden Kilometern bis zum Krankenhaus ist der Verkehr etwas dichter und die Durchschnittsgeschwindigkeit beträgt nur noch 70 Kilometer/Stunde.

Der Unfall ereignete sich um 23:30. 45 Minuten später machte sich der Krankentransport auf den Weg. Es liegt der Verdacht vor, dass der Unfall absichtlich herbeigeführt wurde. Deswegen wird die örtliche Polizei von Bovanenkovo hinzugezogen. Wann muss der Polizeiwagen losfahren, wenn er zur gleichen Zeit im Krankenhaus von Workuta sein soll wie der Krankentransport und durchschnittlich mit einer Geschwindigkeit von 120 Kilometern/Stunde unterwegs ist?

(A) 01:40 Uhr
(B) 01:25 Uhr
(C) 01:55 Uhr
(D) 02:25 Uhr
(E) 02:45 Uhr

118) Um das Volumen eines würfelförmigen Tumors mit Seitenlänge a zu berechnen, kann man folgende Formel verwenden: V=a^3. Den Radius kann man folgendermassen berechnen: $r=a\sqrt{\pi}$. Der Tumor wächst nun von einer Kontrolle zur nächsten. Der Radius hat um 20% zugenommen.

Um wie viel Prozent hat das Volumen zugenommen?

(A) 22.5 Prozent
(B) 60 Prozent
(C) 72.8 Prozent
(D) 75 Prozent
(E) 81.2 Prozent

119) In einem pharmazeutischen Labor wird ein neues Medikament gegen Schwindel und Übelkeit getestet. Es kam heraus, dass der Wirkstoff nach einer Stunde vom Körper zu 40% abgebaut wird.

Nach wie vielen Stunden sind über 78% des Medikaments abgebaut?

(A) Nach 2 Stunden
(B) Nach 2 ½ Stunden
(C) Nach 3 Stunden
(D) Nach 3 ½ Stunden
(E) Nach 4 Stunden

120) Ein frisch verliebtes Pärchen verbringt seine Ferien in Paris. Auf dem Eiffelturm lassen sie einen Ballon steigen und schauen dabei zu, wie er im Nachthimmel verschwindet. Der Mann ist Physiker und überlegt sich dabei folgendes: Angenommen es herrsche in jeder Höhe eine konstante Temperatur und der Aussendruck auf dem Turm betrage 1040 hPa, der Ballon platze, sobald sich das Volumen auf 125% des Ausgangsvolumens erhöhe, wobei sich das Volumen umgekehrt proportional zum jeweiligen Aussendruck verhalte und der Aussendruck mit zunehmender Höhe abnehme.

Bei welchem Aussendruck platzt dann der Ballon?

A) 832 hPa
B) 780 hPa
C) 1300 hPa
D) 260 hPa
E) 594 hPa

STOP Nicht weiterblättern.

121) Eine Bakterienkultur wächst im Optimalfall täglich um 11.5 Prozent. Aufgrund eines schlecht gewählten Standorts mit wenig Lichteinfall wächst die Kultur aber nur mit einer Geschwindigkeit, welche 90% der optimalen Geschwindigkeit entspricht.

Nach wie vielen Tagen hat sich die Bakterienzahl verdoppelt?

(A) 7 Tagen
(B) 8 Tagen
(C) 9 Tagen
(D) 10 Tagen
(E) 11 Tagen

122) Ein Bücherwurm beginnt, sich durch 6 Bände einer Enzyklopädie durchzufressen. Jedes der 6 Bücher hat 100 Seiten. Der Bücherwurm frisst sich nun von Seite 1 von Band 1 bis zu Seite 100 von Band 6 durch. Pro Seite benötigt er 1 Minute und pro Buchdeckel 3 Minuten.

Wie lange ist er beschäftigt?

(A) 36'900 Sekunden
(B) 37'080 Sekunden
(C) 37'800 Sekunden
(D) 37'980 Sekunden
(E) 38'160 Sekunden

123) Ein japanischer Autoproduzent hat sich auf die Produktion von solarbetriebenen Autos spezialisiert. Die Autos werden vollautomatisch mit Hilfe von Hightechrobotern produziert und zusammengebaut. 7 dieser hochmodernen Roboter erzeugen in 14 Tagen 1000 Autos, wenn sie täglich 10 Stunden im Betrieb sind. Aufgrund einer Naturkatastrophe kommt es zu Engpässen bei der Produktion, sodass täglich nur noch 4 Roboter für 8 Stunden eingesetzt werden können.

Wie viele Autos werden nun in 20 Tagen produziert?

(A) 493
(B) 571
(C) 640
(D) 653
(E) 1531

124) Antibiotika werden bei bakteriellen Infektionen eingesetzt. Ein Patient hat eine Lungenentzündung und enthält daher Antibiotika. Der zuständige Assistenzarzt verordnet über einen Zeitraum von 24 Stunden 1800ml Infusionslösung.

In welchen Zeitintervallen muss ein Tropfen fallen, wenn bekannt ist, dass 20 Tropfen der Infusionslösung einem Milliliter entsprechen?

(A) Alle 2/3 Sekunden fällt ein Tropfen.
(B) Alle 2.4 Sekunden fällt ein Tropfen.
(C) Alle 3.3 Sekunden fällt ein Tropfen.
(D) Alle 16 Sekunden fällt ein Tropfen.
(E) Alle 25 Sekunden fällt ein Tropfen.

125) Im Laufe des Lebens erkranken von 100'000 Menschen 9'000 an einer Koronaren Herzkrankheit. Im Schnitt haben 500 von 100'000 Menschen einen Herzinfarkt. Bei zwei Fünfteln, die einen Herzinfarkt erleiden, ist mangelnde Bewegung die Ursache der Erkrankung. Liegt aber ein bekanntes gehäuftes Auftreten von Herzinfarkten in der Familie, so ist die Erkrankungswahrscheinlichkeit 3-mal höher.

Eine Studie beobachtet über einen längeren Zeitraum 6'000 Patienten, bei deren Familien ein gehäuftes Auftreten von Herzinfarkten bekannt ist. Bei wie vielen dieser 6'000 Studienteilnehmer ist mangelnde Bewegung die Ursache der Erkrankung, laut den oben erwähnten statistischen Werten?

(A) 12
(B) 20
(C) 36
(D) 600
(E) 800

126) Die Erythrozytenzahl ist ein sehr wichtiger Laborwert und bezeichnet die Zahl der roten Blutkörperchen in einer Volumeneinheit Vollblut (Blutzellen und Blutplasma). Bei einem Patienten wurde eine Erythrozytenzahl von 5 Millionen pro Mikroliter Blut gemessen. Durch eine krankhafte Veränderung der Stammzellen im Knochenmark nimmt die Anzahl der Erythrozyten bei besagtem Patienten wöchentlich um 10% gegenüber der Vorwoche ab.

Wie viele Erythrozyten besitzt der Patient nach 2 Wochen noch bei einem Vollblutvolumen von 5 Litern?

(A) 2.025 x 10^13
(B) 20.25 x 10^13
(C) 4.05 x 10^13
(D) 20 x 10^12
(E) 4.05 x 10^12

127) Ein bisher von der Aussenwelt abgeschnittenes Ureinwohnervolk aus Papua-Neuguinea gerät erstmals in Kontakt mit anderen Menschen. Aufgrund der bisherigen Isolation sind die Ureinwohner besonders anfällig auf eigentlich harmlose Krankheiten wie zum Beispiel die Grippe oder Masern. Die beiden Krankheiten treten nun bei den Ureinwohnern gemeinsam oder voneinander getrennt auf. Die Grippe befällt 59% der Ureinwohner, von Masern sind 47% der Ureinwohner betroffen.

Mindestens wie viele Ureinwohner leiden nur an einer der beiden Krankheiten?

(A) 6 Prozent
(B) 12 Prozent
(C) 47 Prozent
(D) 53 Prozent
(E) 59 Prozent

128) Wie viel beträgt y, wenn x=4?

$$y = \frac{7x^3 + 3x^2 - (2x-2)^2}{-2(x^3 - (4+2x)^2)}$$

(A) 23/8
(B) 11/4
(C) 133/40
(D) 90/32
(E) Für x=4 gibt es keinen y-Wert

129) Planstädte sind Städte, deren Grundriss eine deutlich erkennbare Regelmässigkeit aufweist. Ein berühmtes Beispiel ist die spanische Stadt Barcelona. Die Strassen schneiden sich alle im rechten Winkel und bilden ein Raster. Ein Gemüseverkäufer muss nun von seinem Hof zum Markt in der Innenstadt gelangen. Dazu fährt er zuerst 3.3 Kilometer in nordwestliche Richtung und anschliessend 6.2 Kilometer in nordöstliche Richtung.

Wie viele Kilometer hätte er sich sparen können, wenn es eine direkte Strassenverbindung von seinem Hof zum Markt geben würde?

(A) 1.5 km
(B) 2.7 km
(C) 2.5 km
(D) 5.2 km
(E) 4.9 km

130) In einem geheimen Labor in Russland wurde ein Erreger gezüchtet, der die Fähigkeit hat, sich sehr schnell zu teilen und somit zu vermehren. In nur 10 Sekunden vermehrt sich der Erreger um 10%. Diese Vermehrungsrate sinkt auf 7.5% ab, sobald der Erreger seine Ursprungsfläche auf 150% vergrössert hat.

Welche Fläche bedeckt der Erreger nach einer Minute, wenn zu Beginn 2 Quadratmeter bedeckt waren?

(A) 3.38 Quadratmeter
(B) 3.46 Quadratmeter
(C) 3.54 Quadratmeter
(D) 3.62 Quadratmeter
(E) 3.72 Quadratmeter

131) Das Gehirn ist ein sehr wichtiges Organ. Damit die Sauerstoff- und Nährstoffversorgung der Nervenbahnen gewährleistet werden kann, wird das Gehirn mit durchschnittlich 0.4ml Blut pro Minute und Gramm Gehirnmasse durchströmt. Im Ruhezustand durchströmen 15% des Herzzeitvolumens das Gehirn. Das Herzzeitvolumen ist das Volumen, welches das Herz pro Minute in den Kreislauf pumpt. Steigt das Herzzeitvolumen aufgrund von erhöhter körperlicher Aktivität an, so bleibt die Menge an Blut, welche das Gehirn durchströmt dennoch konstant. Bei einem Patienten ist das Herzzeitvolumen bei körperlicher Anstrengung um 50% höher als im Ruhezustand und beträgt 120ml pro Sekunde.

Was für eine Gehirnmasse hat der Patient?

(A) 720 Gramm
(B) 1080 Gramm
(C) 1350 Gramm
(D) 1800 Gramm
(E) 2700 Gramm

132) Ein Hausarzt verschreibt einer Patientin ein harntreibendes Medikament und verordnet ihr täglich 1500ml Flüssigkeitszufuhr über Infusionen. Die Patientin trinkt ausserdem durchschnittlich 1800ml pro Tag und scheidet 1300ml wieder aus. Da die Patientin weniger ausscheidet, als sie aufnimmt, werden zwei Massnahmen getroffen. Einerseits wird die Flüssigkeitszufuhr über die Infusion jeden Tag um 180ml reduziert und andererseits wird das harntreibende Medikament in höheren Dosen verabreicht, sodass die Ausscheidung täglich um 150ml zunimmt.

Wie viele Tage verstreichen nach dem Treffen der beiden Massnahmen, bis die Patientin zum ersten Mal mehr Flüssigkeit ausscheidet, als sie aufnimmt?

(A) 5 Tage
(B) 6 Tage
(C) 7 Tage
(D) 8 Tage
(E) 9 Tage

133) Ein seit kurzem niedergelassener Radiologe aus der Schweiz möchte mehrere Geräte im Wert von 1'851'851.85 Schweizer Franken erwerben. In diesem Preis sind die gesetzlich vorgeschriebenen Mehrwertsteuern von 8% noch nicht enthalten. Da der Radiologe die Geräte gleich bezahlt (einen Grossteil der Summe sogar in Bargeld), bekommt er einen Rabatt von 4% auf den Verkaufspreis. Zudem wird 1/3 des schlussendlich anfallenden Preises von einer Ärztegesellschaft übernommen.

Welchen Betrag muss der Radiologe letztendlich aus eigener Kasse finanzieren?

(A) 1'100'000.-
(B) 1'220'000.-
(C) 1'250'000.-
(D) 1'280'000.-
(E) 1'300'000.-

134) Eine Formel lautet:

$$\frac{A\,x\,B^2 - C}{D} = E^F$$

Die Variablen haben folgende Werte:

$$A = \frac{3}{4}, B = \frac{2}{3}, D = (1\,\frac{4}{5})^{-1}, E = 1\,\frac{7}{9}, F = -\frac{1}{2}$$

Wie gross ist C?

(A) $\frac{1}{12}$
(B) $\frac{-11}{27}$
(C) -12
(D) $\frac{11}{27}$
(E) $\frac{-1}{12}$

135) Eine ukrainische Strahlenforscherin arbeitete zum Zeitpunkt der Reaktorkatastrophe von Tschernobyl im Kernkraftwerk. Sie nahm versehentlich 60mg einer körperfremden radioaktiven Substanz in den Körper auf. Die biologische Halbwertszeit bezeichnet die Zeitspanne, in welcher der Gehalt einer körperfremden Substanz rein durch biologische Prozesse wie beispielsweise den Stoffwechsel oder die Ausscheidung auf die Hälfte gesunken ist. Nach 24 Minuten nahm die Forscherin nochmals weitere 22.5mg der körperfremden Substanz auf. 40 Minuten nach der ersten Aufnahme sind noch 7.5mg der körperfremden Substanz im Körper.

Wie gross ist die biologische Halbwertszeit der körperfremden Substanz?

(A) 2 Minuten
(B) 4 Minuten
(C) 6 Minuten
(D) 8 Minuten
(E) 10 Minuten

136) Eine Chemielaborantin bereitet zwei verschiedene Bakterienstämme A und B vor. Der Bakterienstamm B ist schneller teilungsfähig, als der Bakterienstamm A. Alle 10 Minuten verdoppelt der Bakterienstamm A seinen Bestand durch Teilung. Der Bakterienstamm B hingegen verdoppelt seinen Bestand alle 5 Minuten. Am Anfang liegen viermal so viele Bakterien des Bakterienstamms A vor wie des Bakterienstamms B.

Nach wie vielen Minuten hat sich dieses Verhältnis umgekehrt?

(A) Nach 10 Minuten.
(B) Nach 20 Minuten.
(C) Nach 35 Minuten.
(D) Nach 40 Minuten.
(E) Nach 45 Minuten.

137) Vor mehreren Jahrzehnten wurden weltweit sehr umstrittene Experimente an Menschen durchgeführt. Bei einer Gruppe von Häftlingen wurden absichtlich zwei Krankheitserreger A und B injiziert, sodass alle Häftlinge von den zwei Krankheiten befallen wurden. Nun wurde ein Medikament verabreicht, um dessen Wirkung zu testen. Bei 55% der Häftlinge wurde der Erreger A durch das Medikament abgetötet und Erreger B überlebte bei 70% der Häftlinge.

Welche Aussage lässt sich ableiten?

I. Mindestens 25% der Häftlinge leiden noch an beiden Krankheiten.
II. Höchstens 30% der Häftlinge sind von beiden Krankheiten geheilt worden.
III. Es leiden womöglich 85% der Häftlinge an genau einer der beiden Krankheiten.

(A) Nur Aussage I ist ableitbar.
(B) Nur die Aussage I und III sind ableitbar.
(C) Nur Aussage III ist ableitbar.
(D) Nur die Aussagen I und II sind ableitbar.
(E) Nur die Aussagen II und III sind ableitbar.

138) Einem Team von Wissenschaftlern ist es gelungen, den Pesterreger wieder zum Leben zu erwecken. Aufgrund von Hygienemissständen gelangt der Pesterreger wieder unters Volk und steckt jährlich jede vierte Person an, die die Krankheit bisher nicht hatte. Bei einem Viertel der erkrankten Personen führt dies zur totalen Immunität, bei den restlichen drei Vierteln verändert sich nichts an der Erkrankungswahrscheinlichkeit.

Wie viele Erkrankungen wird es bei einer Gruppe von 640'000 bisher nicht erkrankten Personen innerhalb von 3 Jahren geben?

(A) 345'625
(B) 370'000
(C) 433'050
(D) 450'625
(E) 480'000

139) Einem Schlaganfall liegt ein plötzlicher Mangel der Nervenzellen an Sauerstoff und weiteren Substraten zugrunde. Man unterscheidet zwischen einer plötzlich auftretenden Minderdurchblutung (auch Hirninfarkt genannt) und einer akuten Hirnblutung (auch hämorrhagischer Infarkt genannt). Drei Viertel aller Schlaganfälle lassen sich auf Minderdurchblutungen zurückführen und ein Viertel auf Hirnblutungen. Bei den Hirnblutungen sind 9 von 10 Personen unter 60 Jahre alt und 70 Prozent leiden an arterieller Hypertonie.

Mindestens wie viel Prozent der Schlaganfälle bei unter 60-jährigen Personen mit arterieller Hypertonie kommen durch Hirnblutungen zustande?

(A) 15 Prozent
(B) 17.5 Prozent
(C) 22.5 Prozent
(D) 60 Prozent
(E) 70 Prozent

140) Zwei Krankenwagen kreuzen sich an einem bestimmten Punkt mit einer Geschwindigkeit von jeweils 80km/h und 60km/h. Wie weit sind die beiden Krankenwagen nach 45 Minuten voneinander entfernt, wenn der zuletzt erwähnte Krankenwagen nach 15 Minuten seine Geschwindigkeit um 1/15 senkt?

(A) 102 km
(B) 103 km
(C) 104 km
(D) 105 km
(E) 106 km

141) Ayurveda ist eine indische Naturheilkunst. Die ayurvedische Medizin setzt auf natürliche Heilmittel ohne zusätzliche Inhaltsstoffe. Ein europäischer Tourist möchte eine ayurvedische Haarentfernungscreme kaufen. Da es die fertige Creme aber nur in Dosen mit 1000ml Inhalt zu kaufen gibt, was die Handgepäckslimite bei weitem überschreitet, kauft er sich stattdessen das Pulver, mit dem er die Creme selbst herstellen kann. Eine Packung enthält 100g Pulver. Ab dem Kauf von 3 Packungen erhält man 10% Mengenrabatt. 1 Packung kostet 4650 Rupees (RUP). Um die Creme herzustellen benötigt man zusätzlich noch Babypuder. Dieses erwirbt der Tourist am Flughafen in Dubai. Eine Packung mit 50g kostet 76 Dirham (AED). Ab 2 und mehr Packungen erhält man einen Rabatt von 4 Dirham pro zusätzliche Packung. Für die fertige Haarentfernungscreme benötigt man das Pulver und das Babypuder im Verhältnis von 2:1. Pro Anwendung muss man 15g des Pulver-Pudergemisches mit Wasser verdünnen.

Wie viele Schweizer Franken (CHF) gibt der europäische Tourist pro Anwendung umgerechnet aus, wenn er 3 Packungen Babypuder erwirbt? (Hinweis: 1 CHF = 3.8 AED und 1 CHF = 155 RUP).

(A) 3.93 CHF
(B) 5.01 CHF
(C) 4.89 CHF
(D) 4.63 CHF
(E) 4.16 CHF

142) 50 Bewohner eines Seniorenheims müssen zur alljährlichen Kontrolle des Augeninnendruckes zum Arzt. Aus den 50 Messwerten errechnet der Arzt einen Mittelwert von 26hPa. Unter den 50 Senioren befindet sich jemand mit einem relativ hohen Augeninnendruck von 75hPa.

Um wie viel Prozent nimmt der durchschnittliche Augeninnendruck ab ohne diesen statistischen Ausreisser?

(A) 2,67%
(B) 3,85%
(C) 4,00%
(D) 7,65%
(E) 8,34%

143) Es sei folgende Formel gegeben:

$$\frac{a\ x\ b}{c} = k$$

Die Grössen a, b und c seien physikalische Grössen zur näheren Beschreibung eines Gases. K ist eine Konstante, die unter gewissen Bedingungen auch dem Produkt aus den beiden Grössen d und e entspricht. E lässt sich zudem als Quotient aus f und g darstellen.

Welche der nachfolgenden Formeln gilt für g?

(A) $\frac{axb}{cxdxf}$
(B) $\frac{cxd}{axbxf}$
(C) $\frac{dxf}{axbxc}$
(D) $\frac{cxf}{axbxd}$
(E) $\frac{cxdxf}{axb}$

144) Der australische Inlandtaipan ist eine der giftigsten Landschlangenarten der Welt. Mit nur einem Biss kann bis zu 110 Milligramm Gift in den Körper des Opfers gelangen. Dies reicht aus um über 100 Menschen oder 250'000 Mäuse zu töten. Kängurus leben im gleichen Gebiet wie Inlandtaipane. Ein Känguru wird von einem Inlandtaipan gebissen und 100mg Gift gelangen in den Körper. Pro Stunde wird das Gift um 5% abgebaut. Nach 2 Stunden frisst das Känguru zufälligerweise ein pflanzliches Heilmittel, welches das Gift pro Stunde um weitere 15% abbaut. Nach 3 Stunden wird das Känguru von einem Wilderer erlegt, grilliert und verzehrt. Das Gift ist im Körper des Kängurus gleichmässig verteilt. Der Wilderer verzehrt 60% des Kängurus. Beim Grillvorgang gehen zudem 4mg des Giftes verloren. Der Wilderer stirbt umgehend, nachdem er den letzten Happen verzehrt hat.

Wie viele Menschen hätte das Gift, welchem der Wilderer zum Opfer gefallen ist, theoretisch töten können, wenn man annimmt, dass 110mg Gift 100 Menschen tötet?

(A) 31 Menschen
(B) 35 Menschen
(C) 36 Menschen
(D) 37 Menschen
(E) 41 Menschen

STOP Nicht weiterblättern.

145) Bei einem Patienten mit akuten Bauchschmerzen wurde die Diagnose Appendizitis gestellt. Bevor der Patient operiert wird, erhält er über eine Infusion ein Medikament. Pro Kilogramm Körpergewicht soll der Patient 4mg des Medikaments erhalten. Das Gewicht des Körperfettes soll jedoch nicht mit einbezogen werden. Der Patient wiegt insgesamt 75kg und erhält 260mg des Medikaments. Wie hoch ist sein Körperfettanteil?

(A) 12 Prozent
(B) 13.3 Prozent
(C) 15 Prozent
(D) 16.6 Prozent
(E) 20 Prozent

146) Ein Imker besitzt ein Bienenvolk mit 600'000 Individuen. Eine unbekannte Krankheit befällt im Schnitt jährlich 0.5% der Bienen. 0.1% der erkrankten Bienen sterben infolgedessen. Wie viele Bienen sind nach einem Jahr aufgrund der unbekannten Krankheit gestorben, wenn man annimmt, dass sich das Volk in dieser Zeitspanne nicht vermehrt?

(A) 3 Bienen
(B) 30 Bienen
(C) 60 Bienen
(D) 3000 Bienen
(E) 6000 Bienen

147) Die nachfolgende Gleichung ist die Diffusionsgleichung für Systeme mit einer Membran. Dargestellt sind zwei verschiedene Situationen. Bei beiden Situationen sind die Konzentrationen links und rechts der Membran jeweils unterschiedlich. Der Stoff passiert nun die Membran mehr oder weniger gut je nach Dicke und Fläche der Membran, je nach vorhandenem Konzentrationsunterschied und je nach Permeabilität (Durchlässigkeit) der Membran.

$$M = P \cdot \frac{\Delta c}{d} \cdot A$$

M = Transportrate
P = Permeabilitätskonstante
Δc = Konzentrationsunterschied
d = Dicke der Membran
A = Fläche der Membran

Wie viel Mal grösser ist die Transportrate in Situation 2 im Vergleich zu Situation 1?

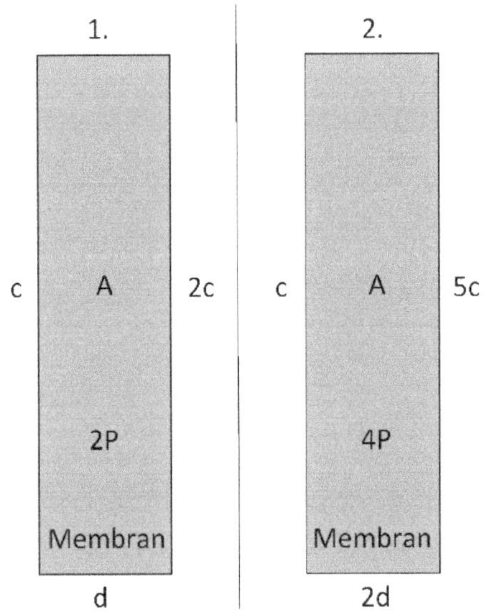

(A) 2 Mal
(B) 2.5 Mal
(C) 4 Mal
(D) 5 Mal
(E) 8 Mal

148) Die Cafeteria einer medizinischen Fakultät möchte anlässlich der bevorstehenden Feiertage eine Keksaktion mit drei Sorten Keksen anbieten. Sorte A kostet 1.- pro Kilo, Sorte B kostet 2.50 pro Kilo und Sorte C kostet 3.- pro Kilo. Der angestrebte Verkaufspreis für ein Kilogramm Kekse liegt bei 2.

Wie sieht das Mischungsverhältnis von A, B und C aus?

(A) 6:5:4
(B) 3:2:2
(C) 4:5:5
(D) 2:3:1
(E) 1:2:3

149) Für perfekt runde Rohre gilt die sogenannte Kontinuitätsgleichung.

Sie lautet: a1 · v1 = a2 · v2 = konstant

a = Querschnittsfläche
v = Geschwindigkeit

Eine Flüssigkeit fliesst initial mit 0.1m/s durch ein perfekt rundes Rohr, bei welchem die oben erwähnte Kontinuitätsgleichung zutrifft. Der Radius der Querschnittsfläche, wo die Flüssigkeit eintritt, beträgt 5cm. Die Flüssigkeit tritt dann wieder aus dem Rohr aus. Der Radius der Querschnittsfläche des Rohres beim Austrittspunkt beträgt 1cm.

Wie viel beträgt die Austrittsgeschwindigkeit der Flüssigkeit?

(A) 0.5 m/s
(B) 5 m/s
(C) 1.5 m/s
(D) 2.5 m/s
(E) 7.5 m/s

150) Um sein Auto zu lackieren benötigt man circa 450 Milliliter Autolack. Darin enthalten sind als Pigmente 416.5 Gramm Titandioxid mit einer Dichte von 4.25 Gramm pro Kubikzentimeter.

Wie hoch ist demnach der Volumenanteil des Pigments im Autolack?

(A) 92.56%
(B) 21.78%
(C) 25.23%
(D) 39.34%
(E) 33.34%

151) Es liegen zwei Schwefelsäure-Lösungen bereit mit einem Massenanteil von 40% (Lösung 1) und 75% (Lösung 2). Man mische dann 2.5kg der Lösung 1 mit 4kg der Lösung 2. Es resultiert eine bestimmte Menge einer Lösung mit einem bestimmten Massenanteil. Zu dieser resultierenden Lösung schüttet man dann ebenso viel Wasser hinzu wie bereits an Lösung vorhanden ist, sodass sich das Volumen verdoppelt.

Welchen Massenanteil hat die Endlösung folglich?

(A) 30.75%
(B) 40.25%
(C) 25.25%
(D) 50.50%
(E) 61.50%

152) Ein pulverförmiges Medikament muss oral verabreicht werden und wird dazu in einem Glas Wasser gelöst. Die Pulverpartikel verteilen sich im Wasser durch Diffusion, wodurch die Konzentration überall gleich wird. Nachfolgend ist die Distanz d aufgelistet, die ein Pulverpartikel im Wasser in einer Zeitspanne t zurücklegt.

Welche Aussage ist korrekt? (~ bedeutet: ist proportional zu)

t (in s)	1	2	3	4	5
d (in mm)	0.5	2	4.5	8	12.5

(A) $t \sim d$
(B) $t^2 \sim 1/d$
(C) $t^3 \sim d$
(D) $t^2 \sim d$
(E) $t \sim 1/d$

153) Im Chemiepraktikum sollen Sie herausfinden, um welche unbekannte Flüssigkeit es sich in einem Messzylinder handelt. Sie wissen, dass der Messzylinder mit Flüssigkeit 162.75 Gramm wiegt und ohne Flüssigkeit nur noch 140 Gramm. Zudem haben Sie eine Tabelle mit der Dichte von verschiedenen Stoffen als Hilfe. Anbei ist eine originalgetreue Abbildung des Messzylinders mit der unbekannten Flüssigkeit.

Stoff	Dichte (g/cm^3)
Wasser	1.00
Öl	0.91
Benzin	0.85
Urin	0.93
Milch	1.07

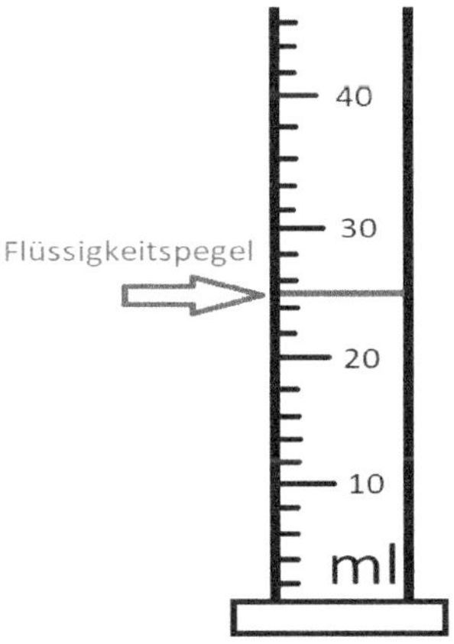

(A) Wasser
(B) Öl
(C) Benzin
(D) Urin
(E) Milch

154) Ein frisches Elternpaar macht einen Spaziergang. Auf dem Rückweg nach Hause beginnt das Baby plötzlich zu schreien, weil es Hunger hat. Bis nach Hause sind es noch 2 Kilometer. Nur mit einem Fläschchen könnte man es beruhigen. Da die Familie kein Fläschchen bei sich hat, rennt der Vater mit einer konstanten Geschwindigkeit von 12km/h los und holt ein Fläschchen von zuhause. Das Fläschchen steht schon bereit und so macht der Vater keinen Halt und macht sich umgehend wieder auf den Rückweg. In der Zwischenzeit ist die Mutter mit dem Baby konstant mit 6km/h weiterspaziert.

Wie lange muss das Baby auf sein Fläschchen warten?

(A) 800 Sekunden
(B) 450 Sekunden
(C) 675 Sekunden
(D) 750 Sekunden
(E) 600 Sekunden

155) Folgende physikalische Formeln sind gegeben:

Geschwindigkeit v = Beschleunigung a · Zeit t
Strecke s = ½ · Erdbeschleunigung g · $(Zeit\ t)^2$

Im freien Fall gilt: Beschleunigung = Erdbeschleunigung g = ~$10m/s^2$

Aus welcher Höhe muss ein Fallschirmspringer zu Übungszwecken frei herabspringen, um mit derselben Geschwindigkeit von 7m/s anzukommen wie beim Absprung mit Fallschirm aus grosser Höhe?

(A) 2.5 Meter
(B) 3.5 Meter
(C) 5 Meter
(D) 10 Meter
(E) 50 Meter

156) Unter einem Nuklid versteht man in der Kernphysik einen Atomkern, welcher durch eine bestimmte Anzahl an Protonen und Neutronen gekennzeichnet ist. Dadurch wird die Atomart bestimmt. Man kann also vereinfacht sagen, dass ein Nuklid die Kernsorte ist. Nuklide haben eine ganz bestimmte Schreibweise: $^{A}_{B}X$.

A steht für die Massenzahl und B steht für die Ordnungszahl des Nuklids. Die Ordnungszahl wird dafür verwendet, die Atome im Periodensystem anzuordnen. Sie entspricht der Protonenzahl. In einem Atom hat es gleich viele Protonen wie Elektronen. Die Massenzahl gibt an, wieviel der Atomkern wiegt. Der Atomkern besteht ausschliesslich aus Protonen und Neutronen.

Welches der folgenden Nuklide enthält 18 Neutronen?

(A) $^{40}_{18}Ar$
(B) $^{12}_{6}C$
(C) $^{35}_{17}Cl$
(D) $^{19}_{9}F$
(E) $^{18}_{8}O$

157) Auf einem Bauernhof hat es Schweine und Hühner. Insgesamt hat es 24 Tiere. Bekannt ist, dass die Zahl der Hühnerbeine um 6 grösser ist als die Zahl der Schweinebeine.

Wie viele Schweine hat es demnach auf dem Bauernhof?

(A) 9
(B) 15
(C) 7
(D) 14
(E) 18

158) Auf einen Mast mit Stromleitungen wirken zwei Kräfte durch die beiden Leitungen, welche der Mast trägt. Die eine Leitung führt nach Nord-Osten weg und übt eine Kraft von 5 Kilonewton auf den Mast aus. Die zweite Leitung führt nach Süd-Osten weg und übt eine Kraft von 12 Kilonewton aus.

Welche Kraft übt die resultierende Gesamtkraft auf den Mast aus?

(A) 11 Kilonewton
(B) 13 Kilonewton
(C) 15 Kilonewton
(D) 17 Kilonewton
(E) 19 Kilonewton

159) Einem Handwerker fehlen einige Schrauben um ein Möbel fertig aufzubauen. Er hat leider nicht viel Geld bei sich und muss schauen, wie viele Schrauben er kaufen kann. Im Laden stellt sich heraus, dass er, wenn er 70 Schrauben kaufen möchte, 75 Cent zu wenig bei sich hat. Kauft er hingegen 60 Schrauben, so bleiben 25 Cent übrig.

Wie viel Geld hat er bei sich?

(A) 625 Cent
(B) 1000 Cent
(C) 425 Cent
(D) 575 Cent
(E) 475 Cent

160) Eine Glasflasche mit Sprudelwasser enthält ¾ Liter Wasser und wiegt 1.35 Kilogramm. Die Dichte von Wasser beträgt 1 Gramm pro Kubikzentimeter und diejenige des Gases 2.5 Gramm pro Kubikzentimeter.

Welches Volumen hat das Glas der Flasche?

(A) 270 Milliliter
(B) 2.4 Liter
(C) 1.5 Deziliter
(D) 270 Zentiliter
(E) 0.24 Liter

161) Bilirubin ($C_{33}H_{36}N_4O_6$) ist ein gelbes Abbauprodukt des Hämoglobins im Blut. Die Bilirubin Konzentration im Blut ist 5 mmol/l. Die relative Atommasse (in Gramm pro Mol) von H ist 1, von C 12, von O 16 und von N 14.

Wie viel Milligramm Bilirubin sind in 100 Milliliter Blut enthalten?

(A) 3.50g
(B) 58.4mg
(C) 29.2mg
(D) 584mg
(E) 292mg

162) Auf dem Flachdach des Pavillons der neuen Kinderklinik liegt am Morgen um 8 Uhr schon eine 2 Meter hohe Schneeschicht. Das Dach hat die Abmessungen 120 Meter auf 50 Meter und kann maximal eine Last von 28.2 Meganewton tragen. Blöderweise schneit es ununterbrochen weiter. Pro Stunde fallen gleichmässig 5 cm Neuschnee aufs Dach. Der Hausmeister hat gerade keine Zeit und kann deswegen das Dach nicht vom Schnee befreien.

Um welche Uhrzeit bricht das Dach in sich zusammen?

(Schnee hat eine Dichte von 0.2 Gramm pro Kubikzentimeter und für eine Kraft F gilt: F = Masse m · Erdbeschleunigung g (wobei g = $10m/s^2$, die Einheit einer Kraft F ist Newton).

(A) 12 Uhr
(B) 13 Uhr
(C) 14 Uhr
(D) 15 Uhr
(E) 16 Uhr

163) Es wird eine Stichprobe bestehend aus 200 Patienten einer Notfallaufnahme betrachtet. Die Diagnose Verschlussikterus hat eine Prävalenz von 50%. Die Prävalenz ist ein Mass für die Krankheitshäufigkeit. Sie gibt an, welcher Anteil der Menschen einer bestimmten Gruppe definierter Grösse zu einem bestimmten Zeitpunkt an einer bestimmten Krankheit erkrankt ist. Von den erkrankten Patienten klagen 75 über Schmerzen im Oberbauch. Von den nicht erkrankten Patienten haben 45% ebenfalls diese Oberbauchschmerzen. Die Schmerzen im Oberbauch sollen nun als diagnostischer Test für die Krankheit Verschlussikterus herangezogen werden.

Wie hoch ist der Anteil falsch positiver Befunde?

(A) 25%
(B) 45%
(C) 50%
(D) 75%
(E) 37.5%

164) Die Physiologie ist ein medizinisches Grundlagenfach, welches sich mit sämtlichen Vorgängen des menschlichen Körpers beschäftigt. Eine zentrale Rolle bei der Weiterleitung von elektrischen Signalen im Körper nimmt das Membranpotential ein. Je nach Membranpotential wird eine Zelle gut oder weniger gut erregt und reagiert in der Folge unterschiedlich auf ankommende Reize. Die Goldman-Hodgkin-Katz-Gleichung erlaubt es, das Membranpotential einer Membran, welche für verschiedene Ionen unterschiedlich gut durchlässig ist, zu berechnen. Sie lautet für einwertige (entweder einfach positiv oder einfach negativ geladene) Ionen wie folgt:

$$Membranpotential\ V_m = -61mV \cdot ln \frac{P_K \cdot c|K|_{aussen} + P_{Na} \cdot c|Na|_{aussen} + P_{Cl} \cdot c|Cl|_{innen}}{P_K \cdot c|K|_{innen} + P_{Na} \cdot c|Na|_{innen} + P_{Cl} \cdot c|Cl|_{aussen}}$$

ln = Logarithmus naturalis (falls e^y= x, so gilt: ln(x) = y)
P_K = Permeabilität für Kaliumionen = 2, P_{Na} = Permeabilität für Natriumionen = 3,
P_{Cl} = Permeabilität für Chloridionen = 5
$c|K|_{aussen}$ = Kaliumkonzentration aussen = 50
$c|K|_{innen}$ = Kaliumkonzentration innen = 1.5
$c|Na|_{aussen}$ = Natriumkonzentration aussen = 70
$c|Na|_{innen}$ = Natriumkonzentration innen = 1.5
$c|Cl|_{aussen}$ = Chloridkonzentration aussen = 0.5
$c|Cl|_{innen}$ = Chloridkonzentration innen = 100

Wie gross ist das Membranpotential, mit obigen Werten (wir nehmen der Einfachheit halber an, dass e = 3)?

(A) -91.5mV
(B) -183mV
(C) -244mV
(D) -305mV
(E) -549mV

165) Ein Börsenhändler hat ein ganz bestimmtes Kapital, mit welchem er für einen seiner Kunden in den Handel mit Aktien einsteigen soll. Das Kapital investiert er breit gefächert in verschiedenste Aktien und Fonds. Aus folgenden Positionen besteht das Portfolio:

Aktien der Firma A: 20% des Kapitals	Fonds 1: 25% des Kapitals
Aktien der Firma B: 10% des Kapitals	Fonds 2: 20% des Kapitals
Aktien der Firma C: 15% des Kapitals	Fonds 3: 10% des Kapitals

Von den Investitionen erwartet der Kunde folgendes:

Aktien der Firma A: 10% Gewinn	Fonds 1: 8% Gewinn
Aktien der Firma B: 7% Gewinn	Fonds 2: 15% Gewinn
Aktien der Firma C: 5% Gewinn	Fonds 3: 9% Gewinn

Wie viel Prozent höher wäre der Gewinn des Kunden, wenn seine Erwartungen erfüllt werden, er aber seine Investitionen anders verteilt hätte, sodass er auch in alle 6 Optionen investiert hätte, aber seine Anteile des Kapitals besser verteilt hätte (er möchte dabei nach wie vor 6 Positionen halten, die Aufteilung seines Kapitals in 25%, 20%, 20%, 15%, 10%, 10% ist auch gleich, nur sind die Anteile unterschiedlich auf die verschiedenen Optionen verteilt).

(A) 1.15%
(B) 0.60%
(C) 9.95%
(D) 9.35%
(E) 0.55%

166) Auf einer Autobahn gab es einen Unfall mit zahlreichen Verletzten. Polizei sowie Krankenwagen kommen so schnell es geht an den Unfallort. Die Polizei fährt mit 122km/h und wird vom Krankenwagen mit 140km/h überholt.

Welche Strecke muss der Krankenwagen zurücklegen beim Überholvorgang, wenn der gegenseitige Abstand vor und nach dem Überholvorgang je 20 Meter betragen hat und beide Wagen je 5 Meter lang sind?

(A) 252 Meter
(B) 350 Meter
(C) 389 Meter
(D) 432 Meter
(E) 504 Meter

167) Eine Gurke besteht zu 90% aus Wasser und hat ein Gewicht von 500 Gramm. Nach einigen Tagen ist ein Teil des Wassers der Gurke verdunstet und die Gurke besteht nur noch zu 80% aus Wasser.

Wie viel wiegt die Gurke noch?

(A) 225 Gramm
(B) 325 Gramm
(C) 405 Gramm
(D) 250 Gramm
(E) 450 Gramm

168) Ein Zellbiologe will herausfinden, wie viele Ionen eine Membran passieren müssen, bis eine gewünschte Potentialdifferenz von 0.1 Volt resultiert. Zur Berechnung des Resultates stehen ihm folgende Formeln und Konstanten zur Verfügung:

Membranfläche: 2 Quadratzentimeter
Potentialdifferenz ΔU: 0.1 Volt
Kapazität C einer Membran: 10 Mikrofarad pro Quadratzentimeter
Ladung Q = Kapazität C · Potentialdifferenz ΔU
Einheit von Q = Coulomb, Einheit von C = Farad, Einheit von ΔU = Volt
Faraday-Konstante F = 96'500 Coulomb/mol

Wie viele mol Ionen müssen die Membran passieren?

(A) $3.15 \cdot 10^{-10}$ mol
(B) $2.07 \cdot 10^{-11}$ mol
(C) $0.19 \cdot 10^{-9}$ mol
(D) $5.18 \cdot 10^{-12}$ mol
(E) $1.04 \cdot 10^{-13}$ mol

STOP Nicht weiterblättern.

169) Der 4-jährige Sohn eines Mathematikers übt sich schon früh und zeigt bereits vielversprechende mathematische Fähigkeiten. Er denkt sich folgendes: In meiner Kindergartengruppe sind 75% Jungen. Würden 5 Mädchen zur Gruppe hinzukommen und dafür 5 Jungen aus der Gruppe gehen, so wären 3/7 der Gruppe Mädchen.

Wie viele Jungen sind in der neuen Gruppe?

(A) 12
(B) 14
(C) 16
(D) 18
(E) 20

170) Ihr Nachbar sammelt Regenwasser, um damit seine Pflanzen zu giessen. Dazu hat er einen Behälter mit einer Fläche von 7.5 Quadratmetern aufgestellt. Der Behälter ist 2 Meter hoch. Es fällt nun gleichmässig 5mm Regen.

Welche Masse hat der gefallene Regen etwa, wenn die Dichte von Wasser 998 Gramm pro Kubikdezimeter beträgt?

(A) 374 kg
(B) 5 kg
(C) 37 kg
(D) 73 kg
(E) 51 kg

171) Es ist sommerlich warm, Sie liegen auf dem Boden und betrachten die untergehende Sonne. Plötzlich fällt Ihnen auf, dass 3 Meter neben Ihnen ein 2 Meter hoher Pfahl steht. Ihr Auge, die Spitze des Pfahles und ein 22 Meter von Ihnen entfernter Baumwipfel sind auf einer Linie.

Wie hoch ist der Baum?

(A) 24 Meter
(B) 14.67 Meter
(C) 17.34 Meter
(D) 28.99 Meter
(E) 33 Meter

172) In Atomen gibt es vereinfacht gesagt mehrere energetisch verschiedene Aufenthaltsorte der Teilchen. Man spricht von Schalen oder Energieniveaus. Energieniveau 1 befindet sich am nächsten beim Kern, Energieniveau 2 ist etwas weiter entfernt, Energieniveau 3 noch weiter etc. Um die Energie eines Energieniveaus n zu berechnen gibt es folgende Formel:

En = $\frac{-13.6eV}{n^2}$ $(eV = Elektronenvolt)$.

Fällt ein Teilchen von einer äusseren Schale in eine innere, so wird Energie frei und zwar genau die Differenz zwischen den beiden Energieniveaus.
Ein Teilchen fällt nun von Schale 3 in Schale 2. Wie viel Energie (in Joule) wird frei, wenn gilt: 1eV = $1.6 \cdot 10^{-19}$ Joule?

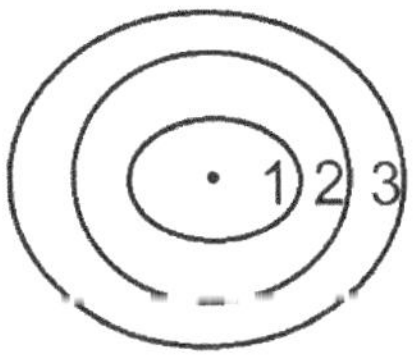

(A) $3 \cdot 10^{-19}$ Joule
(B) $0.34 \cdot 10^{-18}$ Joule
(C) $1.2 \cdot 10^{-19}$ Joule
(D) $8 \cdot 10^{-20}$ Joule
(E) $25.8 \cdot 10^{-19}$ Joule

173) Das C-reaktive Protein (CRP) ist ein Plasmaprotein, welches in der Leber synthetisiert wird. Bei akuten Entzündungen ist der CRP-Wert erhöht. Normalerweise ist der CRP-Wert unter 10mg pro Liter. Bei einem Patienten wird ein bestimmter CRP-Wert gemessen. Bei einem anderen Patienten wird ein um 400 Prozent höherer CRP-Wert gemessen als beim ersten Patienten. Durch einen unglücklichen Zufall werden die beiden Werte vertauscht und der erste Patient erhält fälschlicherweise Antibiotika, welches den CRP-Wert auf 75% senkt.

Um wie viel Prozent ist der fälschlicherweise als korrekt angenommene CRP-Wert des ersten Patienten höher als der tatsächliche CRP-Wert?

(A) 200%
(B) 300%
(C) 400%
(D) 500%
(E) keine der Lösungen (A) bis (D) ist korrekt

174) Sie haben eine Formelsammlung mit verschiedensten Formeln. Unter anderem befinden sich darauf mehrere Formeln zur Energie. Die Einheit der Energie ist Joule. Joule lässt sich aber auch auf verschiedenste weitere Arten umschreiben mit Hilfe von anderen physikalischen Einheiten.

Energie E (J) = Kraft F (N) mal Weg s (m)
Leistung P (W) = Spannung U (Volt) mal Stromstärke I (Ampère)
Leistung P (W) = Energie E (J) pro Zeit t (s)

In Klammern sind jeweils die Einheiten gegeben.

Welche der folgenden Einheiten sind ein Mass für eine Energieform?

I. J·s
II. V·A·s
III. W·s
IV. N·m

(A) I und IV
(B) II und IV
(C) III und IV
(D) II, III und IV
(E) I, II und III

175) Im Labor sollen 420ml einer Lösung im Verhältnis 1:6 entstehen. Es stehen 200ml einer Lösung mit einem Konzentrationsverhältnis 1:4 bereit. Mit was für einer Lösung müssen diese 300ml vermischt werden, damit 420ml einer Lösung im Verhältnis 1:6 entstehen?

(A) 1 zu 7
(B) 1 zu 8
(C) 1 zu 9
(D) 1 zu 10
(E) 1 zu 11

176) Um von einer abgeschiedenen Ferieninsel mit dem Motorboot zum Festland zu gelangen dauert es normalerweise 24 Minuten. Die Durchschnittsgeschwindigkeit beträgt 15km/h. Unglücklicherweise ist der Tank aber heute nach 6 Minuten leer. Währendem Unterstützung angefordert wird, rudert der Kapitän 15 Minuten lang mit einer Geschwindigkeit von 3km/h weiter. Nach einer 2-minütigen Pause ist dann der Tank wieder gefüllt und es geht mit gewohnter Geschwindigkeit weiter.

Wie viel Zeit nimmt die Fahrt zum Festland heute in Anspruch?

(A) 29 Minuten
(B) 38 Minuten
(C) 31 Minuten
(D) 36 Minuten
(E) 34 Minuten

177) Ein altes Haus muss renoviert werden. Das Treppenhaus wird dabei ebenfalls erneuert. Die Anzahl der Stufen verändert sich dabei. Früher gab es 27 Stufen mit einer Höhe von 16 cm bis zur ersten Plattform. Diese Stufen sind nun neu 2 cm höher. Von der ersten zur zweiten Plattform haben die 80 neuen Stufen eine Höhe von 17 cm, zuvor betrug die Höhe 20 cm.

Um wie viel Prozent hat die Anzahl der Stufen zugenommen?

(A) 1.5%
(B) 8.5%
(C) 14%
(D) 9.5%
(E) 11%

178) Viren sind für ihre Vermehrung auf fremde Zellen angewiesen. Infiziert ein Virus eine Zelle, so vermehrt sich der Virus mit Hilfe des Stoffwechsels der Wirtszelle. Ein Virus infiziert eine Zelle und setzt nach 20 Minuten 14 Viren frei, die dann erneut umgehend eine neue Zelle infizieren.

Wie viele Viren werden so in einer Stunde in der Wirtszelle freigesetzt?

(A) 196
(B) 420
(C) 2744
(D) 3375
(E) 3920

179) Ein physikalisches Experiment hat folgende Werte ergeben. Es lässt sich aus den Werten sagen, dass sich B proportional zu A verhält. Ein Messwert erfüllt diese Beziehung allerdings nicht.

Messwert	**Wert A**	**Wert B**
1	100	4.5
2	120	5.4
3	180	8.1
4	210	10.4
5	240	10.8

Bei welchem Messwert ist dies der Fall?

(A) beim ersten Messwert
(B) beim zweiten Messwert
(C) beim dritten Messwert
(D) beim vierten Messwert
(E) beim fünften Messwert

180) Auf einer tropischen Insel herrschen spezielle klimatische Bedingungen. Es gibt nur Sonnen- und Regentage. Im September gab es 5-mal so viele Sonnentage wie Regentage. Im November des gleichen Jahres gab es halb so viele Sonnen- wie Regentage. Während den drei Monaten September, Oktober und November gab es insgesamt 13 Sonnentage mehr als Regentage.

Wie viele Sonnentage gab es im Oktober auf dieser tropischen Insel?

(A) 17
(B) 14
(C) 23
(D) 21
(E) 18

181) In der Optik gilt, dass der Kehrwert der Gesamtbrennweite F_{ges} der Summe der Kehrwerte der Brennweiten der einzelnen Linsen f_1 und f_2 entspricht. Der Kehrwert der Brennweite entspricht zudem wiederum der Brechkraft D. Bei Brillenträgern ist die Gesamtbrechkraft näherungsweise die Summe der Brechkraft des Auges und der Brille. Die Brechkraft einer Brille betrage $2m^{-1}$.

Die Brennweiten f_1 und f_2 betragen beide je 25cm. Wie gross ist folglich die Gesamtbrechkraft des Brillenträgers (in m^{-1})?

(A) 2.1
(B) 3
(C) 4
(D) 8
(E) 10

182) Es liegen 12kg einer 15%igen wässrigen Zuckerlösung vor. Diese Lösung wird nun so lange erhitzt bis der Siedepunkt erreicht wird. Das Wasser der Lösung beginnt zu verdampfen und die Lösung verdickt sich. Sobald 4kg des Wassers der Lösung verdampft sind, liegt ein gelartiges Produkt vor.

Wie hoch ist der Zuckergehalt dieses Produktes?

(A) 22.5%
(B) 25.0%
(C) 29.0%
(D) 20.0%
(E) 26.5%

183) Das Gesetz von Hagen-Poiseuille beschreibt die laminare Strömung von inkompressiblen viskosen Flüssigkeiten in einem Röhrchen mit kreisförmigem Querschnitt. Das Gesetz lautet wie folgt:

$$Q = \frac{\pi r^4}{8\mu} \cdot \frac{p1 - p2}{l}$$

Q ist der Fluss durch das Röhrchen pro Zeiteinheit, r ist der Radius des Röhrchens in dem auf einer Strecke l die Druckdifferenz p1-p2 herrscht und μ ist die Viskosität der Flüssigkeit.

Um wie viel Prozent steigt der Durchfluss an, wenn die Strecke halbiert wird, der Radius verdoppelt wird und die Druckdifferenz auf einen Viertel sinkt?

(A) 200%
(B) 300%
(C) 500%
(D) 700%
(E) 800%

184) Auf einem rechteckigen Feld steht ein Baum E. Der Baum ist a Meter von A entfernt, b Meter von B und c Meter von C. Wie weit ist der Baum von D entfernt, wenn für die Werte a, b und c gilt: a = 9, b = 6 und c = 2?

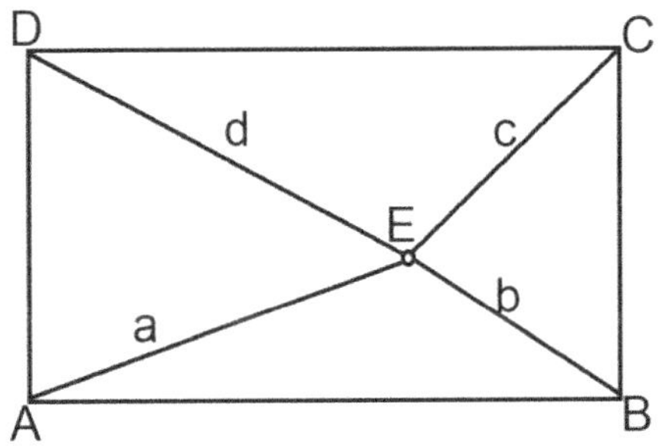

(A) 5
(B) 11
(C) 9
(D) 13
(E) 7

185) In einer Notfallaufnahme gibt es aufgrund von Bauarbeiten nur noch einen Raum, wo Wundversorgungen durchgeführt werden können. Es gibt derzeit fünf Patienten, welche noch auf ihre Wundversorgung warten. Drei der Fünf Patienten haben tiefere und grössere Wunden und zwei haben eher kleinere Wunden. Die fünf Patienten kommen alle nacheinander an die Reihe. Es wird per Zufall ausgemacht, wer zuerst in die Wundversorgung kommt. Die einzige Bedingung ist, dass die 3 Patienten mit schlimmeren Wunden zuerst versorgt werden.

Wie viele mögliche Reihenfolgen sind denkbar?

(A) 6
(B) 8
(C) 12
(D) 16
(E) 25

186) Ein Flugzeug habe beim Start ein Gewicht von 54 Tonnen. Die Passagiere machen davon einen Achtel aus und der Treibstoff einen Drittel. Nach der Landung nach 2340 Kilometer macht der Anteil der Passagiere am Gesamtgewicht noch einen Sechstel aus. Der Treibstoff hätte noch gereicht, um weiter zu fliegen.

Mit welcher Beschleunigung ($\frac{m}{s^2}$) müsste das Flugzeug weiterfliegen, wenn der restliche Treibstoff in 25 Minuten gerade aufgebraucht ist?

(A) $\frac{26}{225}\frac{m}{s^2}$
(B) $\frac{26}{75}\frac{m}{s^2}$
(C) $\frac{39}{150}\frac{m}{s^2}$
(D) $\frac{33}{90}\frac{m}{s^2}$
(E) $\frac{104}{360}\frac{m}{s^2}$

187) Man habe 3,75 Liter Phosphorsäure mit $4.5 \cdot 10^4$ Phosphormolekülen und zudem habe man noch eine zweite Phosphorsäure mit einer Konzentration von $6 \cdot 10^3$ Molekülen pro Liter.

Wie viele Liter der zweiten Phosphorsäure müssen zur ersten hinzugeschüttet werden, damit eine Phosphorsäure mit einer Konzentration von $8 \cdot 10^3$ Molekülen pro Liter entsteht?

(A) 0.75 Liter
(B) 5 Liter
(C) 7.5 Liter
(D) 8.5 Liter
(E) 22.5 Liter

188) Gegeben sei folgende Formel. Um wie viel Prozent nimmt der Wert A zu, wenn sich die anderen Variablen wie in der Tabelle ersichtlich verändern.

$$A = \frac{\frac{B \cdot C}{D} \cdot \left(\frac{E}{F}+\frac{G}{F}\right)}{H \cdot I}$$

B	+10%
C	-50%
D	-25%
E	+30%
F	-5%
G	+20%
H	-20%
I	+20%

(A) 100%
(B) 125%
(C) 150%
(D) 175%
(E) 200%

189) Ein Familienauto vollführt eine Vollbremsung. Es gibt 5 Insassen, den Vater, die Mutter und deren Drillinge. Das Auto selbst habe ein Leergewicht von 1,357 Tonnen. Es ist bekannt, dass der Vater 17kg mehr wiegt als die Mutter, welche selbst wiederum 33kg mehr wiegt als ein Drilling. Die Drillinge wiegen alle 32kg. Bei einer Vollbremsung gelten näherungsweise folgende Formeln:

Reaktionsweg = $\frac{v}{10} \cdot 3$
Bremsweg = $\frac{v}{10} \cdot \frac{v}{10}$

Beim Bremsvorgang wird die gesamte kinetische Energie in Ruheenergie umgewandelt (sämtliche Grössen wie Luftwiderstand und Reibung werden vernachlässigt). Die Ruheenergie beträgt 2 Megajoule. Wie lange dauert die Vollbremsung?

Es gilt: $E_{kin} = \frac{1}{2} \cdot m \cdot v^2$

(A) 2 s
(B) 10 s
(C) 0.8 s
(D) 1.25 s
(E) 2.75 s

190) Patienten, die wegen einer Grippe zum Hausarzt gehen, klagen am häufigsten über die Symptome Fieber, Kopfweh und Halsschmerzen. Diese drei Symptome können entweder zusammen auftreten, alleine oder es kann auch sein, dass ein betroffener Patient gar keine dieser drei Symptome aufweist und dennoch eine Grippe hat. 75% der Patienten haben Fieber, 68% der Patienten plagen Kopfschmerzen und 62% der Patienten haben Halsschmerzen.

Maximal welcher Anteil der Patienten leidet unter keinem der drei Symptome?

(A) 5%
(B) 25%
(C) 15%
(D) 19%
(E) 9%

191) Ein Proteinshake besteht zu 70% aus Wasser, zu 20% aus Proteinen und zu je 5% aus Kohlenhydraten und Fetten. Kohlenhydrate und Proteine besitzen beide einen physiologischen Brennwert von 17 Kilojoule pro Gramm und Fette einen Brennwert von 39 Kilojoule pro Gramm (Brennwert von Wasser = 0 Kilojoule pro Gramm). Das Getränk hat eine Dichte von 0.6 Kilogramm pro Liter.

Wie viele Milliliter des Proteinshakes muss man trinken, um 1'116 Kilojoule aufzunehmen?

(A) 80 Milliliter
(B) 120 Milliliter
(C) 180 Milliliter
(D) 200 Milliliter
(E) 300 Milliliter

192) Eine Packung mit runden Schokokugeln beinhaltet eine bestimmte Menge an Kugeln. Die Kugeln sind mit flüssiger Schokolade gefüllt. Jeweils 2/3 des Volumens einer Kugel bestehen aus flüssiger Schokoladenfüllung. Eine Schokoladenkugel hat einen Radius von 1.5cm. Die Packung hat die Masse 9cmx15cmx30cm. Die Schokoladenkugeln sind schichtenweise darin angeordnet, sodass sie sich unmittelbar berühren. Für das Volumen einer Kugel gilt: $V = 4/3 \cdot \pi \cdot r^3$ (Pi sei näherungsweise 3).

Wie viele Milliliter flüssige Schokoladenfüllung liegen insgesamt vor?

(A) 1025 ml
(B) 1350 ml
(C) 2050 ml
(D) 1475 ml
(E) 2700ml

STOP Nicht weiterblättern.

193) Einem Patienten werden 3 Infusionen mit NaCl-Lösung verabreicht. Über Infusion 1 gelangen 20mg/min, über Infusion 2 30mg/min und über Infusion 3 10mg/min an NaCl-Lösung in den Blutkreislauf des Patienten. Nach 5 Minuten fällt Infusion 2 aus.
Wie viele Minuten länger als geplant müssen die restlichen beiden Infusionen laufen, um auf die nötigen 600mg an NaCl-Lösung zu kommen?

(A) 1 Minute
(B) 3 Minuten
(C) 5 Minuten
(D) 6 Minuten
(E) 10 Minuten

194) Hämoglobinmoleküle bilden Komplexe mit 4 Untereinheiten mit je einer Hämgruppe. Beim Blut spenden ist die Höhe des Hämoglobins massgeblich bei der Zulassung. Männer müssen einen Hämoglobinwert von mindestens 14 g/dl Blut aufweisen können. Die Bestimmung des Hämoglobingehalts basiert auf dem Nachweis der Hämgruppen des Proteins. Eine Hämgruppe hat ein molekulares Gewicht von circa 16'000 Gramm pro mol. Es liegt eine Blutprobe mit einem Volumen von 10 Millilitern vor.

Wie viele mol Hämoglobin hat dieser männliche Patient, wenn er den Minimalwert von 14g/dl Blut genau erfüllt?

(A) $2.2 \times 10^{-5}\,mol$
(B) $3.5 \times 10^{-4}\,mol$
(C) $8.7 \times 10^{-3}\,mol$
(D) $2.2 \times 10^{-3}\,mol$
(E) $3.5 \times 10^{-2}\,mol$

195) Das Elastizitätsmodul E in Newton pro Quadratmeter beschreibt bei linear-elastischem Verhalten den proportionalen Zusammenhang zwischen Spannung und Dehnung bei der Verformung eines Festkörpers.

Es gilt die Formel: $Elastizitäsmodul\ E = \frac{Spannung\ \sigma}{Dehnung\ \varepsilon}$, wobei $\varepsilon = \frac{\Delta L}{L_0}$

Ein gerader Stab hat bei linear-elastischem Verhalten eine Federkonstante D von:

$$D = \frac{Kraft\ F\ (in\ N)}{Längenänderung\ \Delta L} = \frac{Elastizitätsmodul\ E\ \times Querschnittsfläche\ A}{Ursprungslänge\ L_0}$$

Es seien folgende Werte gegeben: D = 50 N/m, A = 100 cm^2, L_0 = 4 m. Ein gerader Stab wird um 40% seiner Ursprungslänge gedehnt, wie hoch ist demnach σ?

(A) 50 N
(B) 8'000 $\mathrm{N/m}^2$
(C) 32'000 N/m
(D) 28'000 N
(E) 0.8 $\mathrm{N/m}^2$

196) Ein Patient besucht notfallmässig seinen Hausarzt, um eine Schnittwunde nähen zu lassen. Die Wunde befindet sich am Oberschenkel und hat eine Länge von 5.4 Zentimetern. Mit Hilfe einer schön gleichmässigen Zickzack-Naht (abwechselnd ein Stich links und rechts der Wunde) wird die Wunde zugenäht. Zwei Stiche derselben Seite sind jeweils 9 Millimeter voneinander entfernt (zusätzlicher Faden für die Knoten sei vernachlässigbar).

Welche der folgenden Aussagen ist/sind korrekt?

I. Die Wunde wurde mit 13 Stichen zugenäht.
II. Es wurden knapp 11 Zentimeter Faden vernäht.
III. Wenn die Wunde an allen Stellen 1.1 Zentimeter breit wäre, so würden insgesamt mehr als 14 Zentimeter Faden vernäht werden.

(A) Nur Aussage I ist korrekt.
(B) Aussage I und II sind korrekt.
(C) Aussage II und III sind korrekt.
(D) Aussage I und III sind korrekt.
(E) Alle Aussagen sind korrekt.

197) Ein Erythrozyt hat einen mittleren Durchmesser von 7.5 Mikrometern, ein Volumen von etwa 90 Kubikmikrometern und eine durchschnittliche Konzentration im Blut von circa $5 \times 10^6 / \mu l$.

Wie viele Mol Erythrozyten befinden sich im menschlichen Körper (Blutvolumen von 5 Litern), wenn ein Mol näherungsweise 6×10^{23} Teilchen entspricht?

(A) 25×10^{12}
(B) 15×10^{-34}
(C) $41\frac{2}{3} \times 10^{-12}$
(D) 4×10^{11}
(E) $30\frac{1}{3} \times 10^{-29}$

198) Für den freien Fall gibt es zwei Formeln. Für die Fallstrecke im freien Fall gilt: $h = \frac{g \times t^2}{2}$. Für die Geschwindigkeit im freien Fall gilt: $v = g \times t$. Dabei ist in beiden Formeln g die Erdbeschleunigung, welche 9.81 Meter pro Quadratsekunde beträgt.

Welche Aussage/n ist/sind korrekt (Reibung sei vernachlässigbar)?

I. Je schwerer ein fallender Körper, desto schneller die Fallgeschwindigkeit.
II. Die Beschleunigung eines fallenden Körpers ist konstant.
III. Die Geschwindigkeit hängt von der Falldauer ab.
IV. Die Fallzeit ist proportional zur Wurzel aus dem Fallweg.
V. Die Falldauer ist unabhängig von der Fallhöhe.

(A) Aussage I und III sind korrekt.
(B) Aussage II und III sind korrekt.
(C) Aussage III und IV sind korrekt.
(D) Aussage I, II und V sind korrekt.
(E) Aussage II, III und IV sind korrekt.

199) In einer Ultraschall Echo Untersuchung wird bei einem Patienten in einer Tiefe von 1.5 Zentimetern in einem Muskel im Oberschenkel ein Fremdkörper gefunden. In Muskeln beträgt die Schallgeschwindigkeit rund 1.5 Kilometer pro Sekunde.

Welche Zeit vergeht von der Emission des Schallpulses bis zu seiner Rückkehr?

(A) 20 Millisekunden
(B) 10 Millisekunden
(C) 200 Mikrosekunden
(D) 20 Mikrosekunden
(E) 10 Mikrosekunden

200) Das ohmsche Gesetz verknüpft die drei physikalischen Grössen Strom, Spannung und Widerstand. Die Spannung U ist proportional zum Produkt aus Widerstand R und Stromstärke I. In einem Stromkreis sind 3 Widerstände parallelgeschaltet. Die Formel für parallelgeschaltete Widerstände lautet:

$$\frac{1}{R_{Ges}} = \frac{1}{R_1} + \frac{1}{R_2} + \frac{1}{R_3}.$$

Gegeben sind R_1 = 18 3/4 Ohm, R_2 = 50 Ohm, R_3 = 100 Ohm und U = 87 Volt.

Wie hoch ist die Stromstärke?

(A) 0.15 Ampère
(B) 7.25 Ampère
(C) 65.75 Ampère
(D) 148.85 Ampère
(E) 1'044 Ampère

201) Ein pulverförmiger Schmerzmittel-Cocktail hat ein Volumen von 5 Dezilitern und er besteht aus drei verschiedenen, darin gelösten Schmerzmitteln mit einer totalen Konzentration von 120 g/l. Von Schmerzmittel 1 wurden 12 g in 2 Dezilitern gelöst. Von Schmerzmittel 2 und 3 ist lediglich bekannt, dass die Menge dreimal so gross ist wie von Schmerzmittel 3.

Welche der Antworten (A) bis (E) beschreibt eindeutig nicht unseren gewünschten Schmerzmittel-Cocktail?

(A) Von Schmerzmittel 2 wurden 24 Gramm mehr gelöst als von Schmerzmittel 3.
(B) Lösung 2 und 3 haben zusammen eine Konzentration von 16g/dl.
(C) $C_{Schmerzmittel\ 2}$ könnte 9g/dl betragen.
(D) $V_{Schmerzmittel\ 2}$ könnte dreimal so gross sein wie $V_{Schmerzmittel\ 3}$.
(E) Nicht mehr als eine der Aussagen A bis D beschreibt nicht unseren Cocktail.

202) Man möchte 1 Liter 30%-ige Schwefelsäure und 1 Liter 27%-ige Salpetersäure erhalten. Es liegen 40%-ige und 25%-ige Schwefelsäure sowie 45%-ige und 15%-ige Salpetersäure vor. Am Ende mischt man dann die beiden erhaltenen Lösungen zusammen und erhält eine Mischlösung aus Schwefelsäure und Salpetersäure.
In welchem Verhältnis liegen die 40%-ige Schwefelsäure und die 15%-ige Salpetersäure am Ende zueinander vor?

(A) 8 zu 3
(B) 2 zu 3
(C) 5 zu 2
(D) 6 zu 7
(E) 10 zu 9

203) Die nachfolgende Gleichung beschreibt die Lorentzkraft F_M zweier stromdurchflossener Leiter, die sich im Magnetfeld befinden:

$$F_M = L \times \frac{\mu_0}{2\pi} \times \frac{I_1 \times I_2}{r}.$$

Beide Leiter liegen parallel zueinander im Abstand r, haben die gleiche Länge L und erfahren die gleiche Kraft. I_1 respektive I_2 geben an, wie viel Ladung pro Zeiteinheit durch den ersten bzw. zweiten Leiter fliesst. Die magnetische Feldkonstante μ_0 beträgt $4\pi \times 10^{-7} \frac{N}{A^2}$.

Wie verändert sich die Lorentzkraft F_M, wenn die Länge der Leiter auf 120% zunimmt, I_1 um 30% zunimmt, I_2 dagegen um 30% abnimmt und der Abstand um 20% abnimmt?

(A) F_M verdoppelt sich.
(B) F_M nimmt um 65.5% zu.
(C) F_M nimmt um 36.5% zu.
(D) F_M nimmt um 23.5% zu.
(E) F_M bleibt gleich.

204) Geht ein Röntgenapparat kaputt, so können Röntgenstrahlen emittiert werden. Die Strahlendosis sei dabei sowohl zur Dauer der Strahleneinwirkung als auch zur Intensität direkt proportional. Bei einer Intensität von 250 Watt wird in 12 Minuten eine Strahlendosis von 40 Sievert freigesetzt.

Wie viel Zeit verstreicht, bis bei einer Intensität von 750 Watt eine Strahlendosis von 80 Sievert freigesetzt wird?

(A) 8 Minuten
(B) 16 Minuten
(C) 24 Minuten
(D) 48 Minuten
(E) 72 Minuten

205) Eine neuartige tropische Krankheit kann durch zwei unterschiedliche Tests mehr oder weniger zuverlässig diagnostiziert werden. Test 1 erkennt 65% der tatsächlich Erkrankten und Test 2 erkennt 75% der tatsächlich Erkrankten.

Die tatsächlich Erkrankten, welche durch keinen der beiden Tests erkannt werden, haben eine erhöhte Sterblichkeit. Alle 2 Tage nach Durchführung der Tests sterben 50% der tatsächlich erkrankten und nicht diagnostizierten Patienten weg.

Wie viel Prozent der Ursprungspopulation sind im schlimmsten Fall nach 7 Tagen gestorben?

(A) 3.125%
(B) 4.375%
(C) 21.875%
(D) 30.625%
(E) 35.250%

206) Ein chirurgischer Knochenfräser hat eine Leistungsaufnahme von 2 kW. Bei der Umwandlung von Energie kommt es neben der verwendbaren Energie für den Knochenfräser zusätzlich zur Umsetzung von Wärme. Der Wirkungsgrad η beschreibt das Verhältnis der Nutzenergie zur zugeführten Energie.

Wie hoch ist der Wirkungsgrad des Knochenfräsers, wenn er bei einer Winkelgeschwindigkeit von 30 pro Sekunde ein Drehmoment von 50 Nm erzeugt?

Es gilt: Newton (N) = $\frac{kg \times m}{s^2}$, Watt (W) = $\frac{kg \times m^2}{s^3}$ und Joule (J) = $N \times m$

(A) < 1%
(B) 25%
(C) 33.3%
(D) 75%
(E) 83.3%

207) Die Zustandsdichte eines eingeschlossenen Elektronengases gibt die Anzahl Zustände pro Energieintervall für beide Spinrichtungen eines Elektrons an. Die Formel der Zustandsdichte lautet:

$$D\,(E) = \frac{L}{\pi} \times \left(\frac{2m}{h^2}\right)^{1/2} \times \frac{1}{\sqrt{E}}$$

D = Zustandsdichte in 1/Joule
L = Länge (in m) des Festkörpers, in dem das Gas eingeschlossen ist
m = Masse eines Elektrones in kg
h = Konstante (reduziertes Wirkungsquantum)
E = Energie eines Elektrons im Gas (in Joule = $\frac{kg \times m^2}{s^2}$)

Welche Einheit muss die Konstante h haben?

(A) $m \times kg$
(B) $\sqrt{m \times kg \times \sqrt{J}}$
(C) $J \times s$
(D) $J \times m^2 \times kg$
(E) Sie ist dimensionslos.

208) Beim Kirschkernweitspucken ist es normalerweise nicht erlaubt, anders als aus dem Stand zu spucken. Für einmal wurden nun aber sämtliche Regeln beiseitegelegt und man darf auch Anlauf holen. Man kommt am weitesten, wenn man im 45 Grad Winkel abspuckt und Anlauf holt. Normalerweise erreichen die Kirschkerne beim Abspucken eine Geschwindigkeit von 20 Metern pro Sekunde. Die Reichweite R beistehendem Abspucken lässt sich nach folgender Formel berechnen: $R = \frac{{v_0}^2}{g}$. Dabei ist v_0 die Geschwindigkeit des Kirschkerns beim Abspucken und g die Erdbeschleunigung, welche 9.81 $\frac{m}{s^2}$ beträgt.

Wie viel weiter kommt man, wenn man beim Anlauf holen auf 18 km/h beschleunigt?

(A) 1.33 Mal weiter
(B) 1.56 Mal weiter
(C) 2.25 Mal weiter
(D) 2.56 Mal weiter
(E) 3.33 Mal weiter

209) In einer kleinen Stadt ist eine Seuche ausgebrochen. Mangels Behandlungsplätzen im Krankenhaus wurden Krankenlager mit ausschliesslich Patienten dieser Seuche eingerichtet. Die Seuche zeigt sich durch massiven Durchfall, stark entzündete Hautpartien oder beides zusammen. Bei 50% der Patienten aus dem Krankenlager zeigt sich der massive Durchfall und bei 20% zeigen sich beide erwähnten Symptome.

Mindestens wie viel Prozent der Patienten aus dem Krankenlager zeigen stark entzündete Hautpartien?

(A) 0%
(B) 20%
(C) 30%
(D) 50%
(E) 70%

210) Der Wert A ist der Quotient aus B und C. Für einen physikalischen Körper sind der Wert A und B bekannt:

$$C = \frac{4}{5} \times \pi \times (\frac{D}{2})^3$$

Mit welcher Formel kann man D herausfinden?

(A) $D = 2 \times \sqrt[3]{\frac{5A}{4\pi \times B}}$
(B) $D = \sqrt[3]{\frac{5B}{4\pi \times A}}$
(C) $D = 2 \times \sqrt[3]{\frac{4B}{5\pi \times A}}$
(D) $D = \sqrt[3]{\frac{5}{4\pi} \times AB}$
(E) $D = \sqrt[3]{\frac{10B}{\pi \times A}}$

211) Eine Zellkultur vermehrt sich durch Zellteilung. Im Schnitt teilt sich eine Zelle alle 10 Minuten. Zum Zeitpunkt t=0 ist genau eine Zelle vorhanden.

Wie viel Zeit verstreicht, bis die Zellkultur ein Volumen von 1 Kubikmeter erreicht, wenn eine Zelle ein durchschnittliches Volumen von $2 \times 10^{-18} m^3$ hat?

(A) 2-3 Stunden
(B) 5-6 Stunden
(C) 6-7 Stunden
(D) 9-10 Stunden
(E) >10 Stunden

212) Auf Meereshöhe füllt ein Tiefseetaucher unter atmosphärischem Druck (= 1 Bar) eine 1 Liter PET Wasserflasche mit Luft. Die abgefüllte Flasche nimmt er mit unter Wasser. Unter Wasser steigt der Druck alle 10 Meter um 1 Bar.

Für die Luft in der Flasche gilt die allgemeine Gasgleichung: $p \times V = n \times R \times T$. Dabei ist p der Druck, V das Volumen, n die Gasmenge, R die Gaskonstante und T die Temperatur. Weiter gilt, 1 Bar = $10^5 \frac{kg}{m \times s^2}$.

Wie viel beträgt das Volumen der PET-Flasche in 100 Meter Tiefe unter der Annahme, dass die Temperatur konstant bleibt?

(A) 0.9% des ursprünglichen Volumens
(B) 1.1% des ursprünglichen Volumens
(C) 9% des ursprünglichen Volumens
(D) 10% des ursprünglichen Volumens
(E) 90% des ursprünglichen Volumens

213) Die Bernoulli-Gleichung beschreibt das Verhalten von stationären, laminaren, viskositätsfreien und inkompressiblen Fluiden in Röhren. Die Gleichung besagt, dass die spezifische Energie der Fluidelemente entlang einer Stromlinie konstant ist.

$$p_{st} = p - \frac{1}{2} \times \rho \times v^2 - \rho \times g \times h.$$

Dabei ist p_{st} der statische Druck, p der Gesamtdruck, ρ die Dichte des Fluids, v die Strömungsgeschwindigkeit, g die Gewichtskraft ($9.8 \frac{m}{s^2}$) und h die Höhe des Fluids über dem Erdboden. Anhand der Kontinuitätsgleichung, welche besagt, dass der Durchsatz $Q = A \times v$ in einer Röhre konstant ist, lässt sich zudem folgende Formel herleiten:

$$p_1 - p_2 = \frac{1}{2} \times \rho \times v^2 \times ((\frac{A_1}{A_2})^2 - 1).$$

Dabei stehen p_1 und p_2 für die Drücke, welche in zwei unterschiedlich dicken Rohrabschnitten herrschen und A_1 bzw. A_2 für deren Querschnitte. Ein Patient hat in einer Arterie eine Engstelle. Der Querschnitt der Arterie verringert sich an der Engstelle von $0.06\ cm^2$ auf $0.03\ cm^2$. Dabei wird ein Druckverlust von 15 Pascal gemessen. Wie hoch ist der Durchsatz in der Arterie des Patienten vor der Engstelle, wenn das Blut eine Dichte von $1000\ \frac{kg}{m^3}$ hat?

(A) $0.12 \frac{ml}{s}$
(B) $0.6 \frac{ml}{s}$
(C) $1.2 \frac{ml}{s}$
(D) $6 \frac{ml}{s}$
(E) $12 \frac{ml}{s}$

214) Welche der folgenden Aussagen zur Halbwertszeit von Zerfallsprozessen sind korrekt?

I. Nach drei Halbwertszeiten ist noch 1/8 der ursprünglichen Stoffmenge vorhanden.
II. Je kleiner die Halbwertszeit eines Stoffes, desto schneller zerfällt er.
III. Nach 7 Halbwertszeiten ist noch 1/128 der ursprünglichen Stoffmenge vorhanden.
IV. Hat ein Stoff eine 8-Mal längere Halbwertszeit, als ein anderer Stoff, so dauert es auch 8-Mal länger, bis er auf 1/64 seiner ursprünglichen Menge zerfallen ist.
V. Zerfälle mit einer konstanten Halbwertszeit sind exponentiell, die übrig gebliebene Stoffmenge sinkt nie auf null und der Zerfall dauert theoretisch unendlich lange.

(A) Aussage I, II und III sind korrekt.
(B) Aussage II, IV und V sind korrekt.
(C) Aussage I, III und V sind korrekt.
(D) Aussage I, III und IV sind korrekt.
(E) Alle Aussagen sind korrekt.

215) Eine Salzsäurelösung mit 20 Litern Volumen hat einen Säuregehalt von 35%. Durch Verdampfen steigt der Säuregehalt auf 80%. Das verdampfte Wasser wird aufgefangen und kondensiert wieder. Dabei geht 1/5 des Wassers verloren. Der restliche Teil wird dazu verwendet, um 4.5 Liter eine Schwefelsäurelösung zu verdünnen. Die verdünnte Schwefelsäurelösung hat eine Konzentration von 4 g/l.

Welche Konzentration hatte die ursprüngliche Schwefelsäurelösung?

(A) 6 g/l
(B) 8 g/l
(C) 10 g/l
(D) 12 g/l
(E) 14 g/l

216) Zwei Körper stossen zusammen, wobei die gesamte kinetische Energie sowie der Impuls erhalten bleiben. Die beiden Körper haben die Masse m_1 bzw. m_2 und haben vor dem Zusammenstoss die Geschwindigkeiten v_1 bzw. v_2 und nach dem Zusammenstoss die Geschwindigkeiten v_1' und v_2'. Den Gesamtimpuls vor dem Zusammenstoss bezeichnet man mit p und danach mit p'. Die gesamte kinetische Energie vor dem Zusammenstoss bezeichnet man mit E und danach mit E'.

Aus den nachfolgenden beiden Formeln für den Energieerhaltungssatz und den Impulserhaltungssatz lassen sich v_1' und v_2' berechnen.

Energieerhaltungssatz: $\frac{1}{2} \times m_1 \times {v_1}^2 + \frac{1}{2} \times m_2 \times {v_2}^2 = \frac{1}{2} \times m_1 \times {v_1}'^2 + \frac{1}{2} \times m_2 \times {v_2}'^2$

Impulserhaltungssatz: $m_1 \times v_1 + m_2 \times v_2 = m_1 \times {v_1}' + m_2 \times {v_2}'$

Welche Formel (A) bis (E) ist korrekt?

(A) ${v_2}' = \frac{m_1 + v_1 + m_2 \times (v_2 - 2v_1)}{m_1 \times m_2}$

(B) ${v_1}' = \frac{m_1 \times v_1 + m_2 \times (2v_2 - v_1)}{m_1 + m_2}$

(C) ${v_1}' = \frac{m_2 + v_2 \times (v_2 - v_1)}{m_2}$

(D) ${v_2}' = \frac{m_2 \times v_2 + m_2 \times (2v_1 - v_2)}{m_1 \times m_2}$

(E) ${v_2}' = \frac{m_2 \times v_2 + m_2 \times (v_1 - v_2)}{m_1}$

STOP Nicht weiterblättern.

217) Ein Krankenwagen mit einem 80 Liter Tank sucht eine Tankstelle auf, um auf den nächsten Einsatz vorbereitet zu sein. Der Krankenwagenfahrer rechnet mit einem Preis von 1.66 CHF pro Liter Diesel. Nun beträgt der Preis aber 1.76 CHF pro Liter Diesel. Im Dieselpreis enthalten sind 45.1% Mineralölsteuer, 7.7% Mehrwertsteuer und 5.2% Importsteuer.

Wie viel CHF mehr an Steuern kostet nun eine volle Tankladung Diesel?

(A) 2.20 CHF
(B) 4.64 CHF
(C) 5.16 CHF
(D) 5.80 CHF
(E) 8.00 CHF

218) Messing ist eine Legierung, welche aus Kupfer und Zink besteht. Um 5 Kilogramm dieser Kupfer-Zink Legierung herzustellen, bei der Kupfer und Zink im Verhältnis 7:18 enthalten sind, stehen zwei Legierungen bereit, bei welchen das Kupfer-Zink Verhältnis 3:7 bzw. 1:4 beträgt.

Welche Antwort ergibt die gewünschte Messinglegierung?

(A) 1 kg und 4 kg
(B) 2 kg und 3 kg
(C) 2.5 kg und 2.5 kg
(D) 4 kg und 1 kg
(E) 3 kg und 2 kg

219) Ein Medikament gegen Bluthochdruck kostet 79.90 EUR pro Packung. Das Pharmaunternehmen, welches das Medikament herstellt, sieht sich gezwungen, den Preis um 30% zu erhöhen, damit das Unternehmen wieder schwarze Zahlen schreibt. Damit es den Verbrauchern nicht auffällt, wird der Preis zuerst um 15% erhöht und einige Zeit später erneut um 15%.

Wie viel kostet eine Packung nun neuerdings?

(A) 103.87 EUR
(B) 105.67 EUR
(C) 101.27 EUR
(D) 99.07 EUR
(E) 107.47 EUR

220) Um eine Krebstherapie zu prüfen, werden zuerst Experimente an Labormäusen durchgeführt. Bei einer Labormaus mit Bauchspeicheldrüsenkrebs werden 1.2 Gramm eines radioaktiven Stoffes in den Blutkreislauf injiziert. Nach 3 Stunden wird im Blut der Labormaus eine Konzentration des radioaktiven Stoffes von 0.1 Milligramm pro Milliliter Blut gemessen.

Welches Blutvolumen hat die Labormaus, wenn sich die Menge des radioaktiven Stoffes alle 20 Minuten halbiert?

(A) 42.67 cl
(B) 108 ml
(C) 12 ml
(D) 2.34 cl
(E) 46.9 ml

221) In Hong Kong gibt es eine hochmoderne, autonome Highspeed-Zugstrecke. Durch einen Fehler im System befinden sich zwei Züge auf derselben Strecke. Sie fahren unmittelbar aufeinander zu. Zug 1 passiert gerade mit 150 km/h Bahnhof 1 und Zug 2 passiert gerade mit 170 km/h Bahnhof 2. Die letzte Hoffnung, um einen Zusammenprall zu verhindern, ist eine Abzweigung 160 km vor Bahnhof 1, die der Zug 1 nehmen kann.

Welche der folgenden Antworten trifft zu, wenn die beiden Bahnhöfe 300 Kilometer auseinanderliegen?

(A) Beim Zusammenprall befindet sich Zug B gerade auf Höhe der Abzweigung.
(B) Beim Zusammenprall sind beide Züge schon gleich weit gefahren.
(C) Die Züge prallen 140 Kilometer vor Bahnhof B zusammen.
(D) Die Züge prallen 20 Kilometer vor der Abzweigung zusammen.
(E) Die Züge prallen gar nicht zusammen.

222) Die Standardabweichung ist ein Maß für die Streubreite der Werte eines Merkmals rund um dessen arithmetisches Mittel. Vereinfacht gesagt ist die Standardabweichung die durchschnittliche Entfernung aller gemessenen Ausprägungen eines Merkmals vom Mittelwert. Die Standardabweichung ist mathematisch ausgedrückt die Quadratwurzel aus dem Quotienten der quadrierten Summen der Differenzen der interessierenden Werte zum Mittelwert und der Anzahl Werte minus 1.

Eine Studie hat gezeigt, wie lange es durchschnittlich geht, bis ein Patient auf der Notfallstation von einem Arzt untersucht wird. Die Ergebnisse sind folgende:

Wert 1	Wert 2	Wert 3	Wert 4	Wert 5	Wert 6
1 min	0 min	3 min	7 min	5 min	8 min

Wie hoch ist die Standardabweichung?

(A) $7 \times \sqrt{\frac{1}{5}}$
(B) $6 \times \sqrt{\frac{1}{5}}$
(C) $\sqrt[2]{\frac{1}{6}}$
(D) $\sqrt[2]{\frac{58}{5}}$
(E) $\sqrt{\frac{52}{5}}$

223) ATP ($C_{10}H_{16}N_5O_{13}P_3$) ist ein wichtiger Energieträger im menschlichen Körper. Wasserstoff hat eine molekulare Masse von 1u, Stickstoff 14u, Kohlenstoff 12u, Sauerstoff 16u und Phosphor 31u.

Welcher Prozentanteil (auf drei Nachkommastellen gerundet) an der Molekülmasse eines ATP fällt auf Wasserstoff?

(A) 2.957%
(B) 3.156%
(C) 3.172%
(D) 3.615%
(E) 3.648%

224) Ein Patient unbekannten Alters erhält Antibiotika per Infusion verabreicht. Insgesamt werden dem Patienten $4 \times 10^{-3} kg$ des Antibiotikums verabreicht. Das Antibiotikum verteilt sich gleichmässig im Blutkreislauf. Täglich baut der Körper des Patienten nun 90% des Antibiotikums ab. Nach 4 Tagen wird dem Patienten Blut entnommen. Das Blutentnahmeröhrchen (Volumen von 10ml) wird komplett gefüllt. 3% des Volumens können dabei nicht mit Blut gefüllt werden. Der Laborbericht besagt, dass in der Blutprobe des Patienten 0.8 Mikrogramm Antibiotikum nachweisbar sind.

Wie hoch ist das totale Blutvolumen des Patienten demnach?

(A) 3.65 Liter
(B) 4.15 Liter
(C) 4.85 Liter
(D) 4.35 Liter
(E) 5.5 Liter

225) Ein etwas verrückter Chemiker möchte einen Zaubertrank herstellen. Dazu mischt er 10 Lösungen verschiedener Konzentrationen zusammen. Diese 10 Lösungen sowie deren Volumen sind unten aufgelistet.

Lösung	Volumen	Konzentration
1	150 Picoliter	1 Nanogramm pro Picoliter
2	4.85 Nanoliter	2 Nanogramm pro Nanoliter
3	0.5 Mikroliter	0.6 Picogramm pro Nanoliter
4	50 Nanoliter	0.002 Mikrogramm pro Nanoliter
5	500 Picoliter	10 Picogramm pro Picoliter
6	7.5 Nanoliter	0.2 Nanogramm pro Picoliter
7	2 Nanoliter	7'500 Nanogramm pro Mikroliter
8	0.01 Mikroliter	3 Nanogramm pro Nanoliter
9	3000 Picoliter	4'500 Nanogramm pro Mikroliter
10	0.02 Mikroliter	6 Nanogramm pro Nanoliter

Welche Konzentration hat die Gesamtlösung?

(A) 3'250 ng/µl
(B) 3.45 ng/nl
(C) 0.028 µg/nl
(D) 2.94 µg/µl
(E) 3'185 pg/nl

226) Die Zustandsgleichung für ideale Gase lautet wie folgt: $p \times V = n \times R \times T$. Dabei ist p der Druck, V das Volumen, T die Temperatur in Kelvin (0 Grad Celsius = 273 K, 1 Grad auf der Celsius Skala entspricht auch 1 Kelvin), n die Gasmenge und R die Gaskonstante $(= 8.31 \frac{J}{mol \times K})$.

Wie viel kleiner wird das Volumen eines idealen Gases, wenn seine Temperatur von 47 Grad Celsius auf minus 33 Grad Celsius fällt und dabei der Druck konstant bleibt?

(A) 16.66%
(B) 33.33%
(C) 25%
(D) 20%
(E) 5%

227) Eine Grossmutter schenkt Ihrem Enkel zu seinem 18. Geburtstag ein Sparkonto mit 5'970 CHF. Sie erzählt ihm, dass sie dieses Konto vor 6 Jahren angelegt hat. Welchen Betrag zu welchem Zinssatz hat die Grossmutter damals angelegt?

(A) 5'600 CHF à 1%
(B) 4'500 CHF à 2.5%
(C) 4'800 CHF à 4%
(D) 5'000 CHF à 3%
(E) 5'200 CHF à 3.5%

228) Für seine Masterarbeit muss ein Student ein Dokument mit insgesamt 150 Seiten abliefern. Der Student denkt sich folgendes: Es ist realistisch, jeden Tag 5 Seiten zu verfassen. Davon müssen 3/5 aufgrund von Umstrukturierungen und Fehlern neu geschrieben werden.

Wie viele Tage nimmt das Verfassen der Arbeit in Anspruch?

(A) 30 Tage
(B) 42 Tage
(C) 48 Tage
(D) 65 Tage
(E) 75 Tage

229) Brustkrebs auf einem Röntgenbild zu erkennen und eindeutig als Brustkrebs zu diagnostizieren bedarf viel Erfahrung. Eine Gynäkologie-Praxis hat zur Diagnose Brustkrebs eine kleine Statistik angefertigt: Von allen Frauen, welche mit Brustschmerzen in die Praxis kommen, wird bei 26% bereits durch abtasten Brustkrebs diagnostiziert. Gelingt dies nicht, so werden Röntgenbilder angefertigt. Bei weiteren 20% wird der Brustkrebs direkt auf dem Röntgenbild erkannt und diagnostiziert. Auch auf dem Röntgenbild ist es aber teilweise unklar, ob wirklich Brustkrebs vorliegt und daher werden diese unklaren Fälle an Experten weitergeleitet. Diese können dann 1/6 der ihnen zugewiesenen Fälle als Brustkrebs identifizieren.

Bei wie viel Prozent aller Brustkrebsdiagnosen bei Frauen, welche mit Brustschmerzen in die Praxis kommen, liegt die Diagnose bereits nach dem Röntgenbildbefund vor?

(A) 36.36%
(B) 31.93%
(C) 72.63%
(D) 44.44%
(E) 83.63%

230) Zur Herstellung von Seifenwasser mischt eine Firma normalerweise Wasser und Flüssigseife im Verhältnis 1:5. Für einen Spezialauftrag wird bei 60 Litern der eingangs erwähnten Mischlösung eine bestimmte Menge an Wasser dazugegeben, sodass Wasser und Flüssigseife im Verhältnis 1:7 vorliegen. Ein Mitarbeiter der Firma denkt jedoch, dieser Arbeitsschritt wurde noch nicht durchgeführt. In seiner schusseligen Art gibt er die doppelte Menge an Flüssigkeit dazu. Zudem war es dieses Mal dummerweise nicht nur Wasser, sondern die Mischlösung des üblichen Seifenwassers.

In welchem Verhältnis stehen Wasser und Flüssigseife nun?

(A) 5 zu 76
(B) 5 zu 36
(C) 5 zu 31
(D) 3 zu 76
(E) 3 zu 31

231) Der Energieerhaltungssatz besagt, dass die Summe aus potentieller Energie E_{pot} und kinetischer Energie E_{kin} immer gleich gross ist. Die kinetische Energie berechnet sich aus der Hälfte des Produktes der Masse und der Geschwindigkeit im Quadrat. Die potentielle Energie berechnet sich aus dem Produkt der Masse, Gewichtskraft und der Höhe. Die Gewichtskraft g misst $9.81\ \frac{m}{s^2}$. Die Einheit der Energie ist Joule $(= \frac{kg \times m^2}{s^2})$.

Eine Zigarette, welche 1.1 Gramm wiegt wird aus einem Hochhaus 30 Meter über dem Erdboden aus dem Fenster geworfen. Wie viel beträgt ihre kinetische Energie nach einer Fallhöhe von 10 Metern ungefähr?

(Reibung und Luftwiderstand seien zu vernachlässigen)

(A) 0.08 Joule
(B) 0.11 Joule
(C) 0.19 Joule
(D) 108 Joule
(E) 216 Joule

232) Die Schwerebeschleunigung bezeichnet die in einem Gravitationsfeld auf eine Masse wirkende Beschleunigung. An der Oberfläche verschiedener Planeten ist die Schwerebeschleunigung unterschiedlich gross. Auf der Erde spricht man nicht von Schwerebeschleunigung, sondern stattdessen von Erdbeschleunigung $(= 9.81 \frac{m}{s^2})$. Unter der Schwerkraft versteht man die Kraft, welche durch die Schwerebeschleunigung auf einen Körper einwirkt. Die Schwerkraft ist das Produkt aus Masse und Schwerebeschleunigung und wird in Newton $(= \frac{kg \times m}{s^2})$ angegeben.

Wie viel beträgt die Schwerkraft auf einen Körper von 0.07 Tonnen auf dem Jupiter, wenn dort die Schwerebeschleunigung um 135% grösser ist als auf der Erde?

(A) $0.93\ N$
(B) $160\ Nm$
(C) $1.61 \times 10^3\ N$
(D) $1'614\ J$
(E) $1.645\ N$

233) Eine Statistik zu Burn-Outs brachte hervor, dass von 500 Arbeitnehmern, die bereits mindestens einmal ein Burn-Out hatten, 72% angaben, unter hohem Stress bei der Arbeit zu stehen. 42% gaben an, der Lärmpegel bei der Arbeit sei zu gross und 36% gaben an, sich nicht korrekt zu ernähren.

Maximal wie viele Leute nannten für ihr Burn-Out nur einen der drei Gründe?

(A) 140
(B) 150
(C) 200
(D) 250
(E) 290

234) Der Bohr-Radius (in Metern) bezeichnet den Radius der Elektronen-Kreisbahn im Bohr'schen Atommodell. Für ein Wasserstoffatom berechnet sich der Bohr-Radius r im niedrigsten Energiezustand nachfolgender Formel:

$$r = \frac{4\pi \times E_0 \times h^2}{m_e \times e^2}.$$

Die Ruhemasse des Elektrons m_e beträgt 9×10^{-31} kg. Die Elementarladung e beträgt 1.6×10^{-19} C (1 C = 1 As), das reduzierte Wirkungsquantum h beträgt 1×10^{-34} J und die elektrische Feldkonstante E_0 beträgt $8.75 \times 10^{-12}\ \frac{As}{Vm}$.

Wie gross ist der Bohr-Radius eines Wasserstoffatoms, wenn wir näherungsweise annehmen, dass π = 3?

(A) $5.21 \times 10^{-7} m$
(B) $4.56 \times 10^{-11} m$
(C) $0.52 \times 10^{-10} m$
(D) $3.93 \times 10^{-9} m$
(E) $0.26 \times 10^{-8} m$

235) Das Gesetz von Hagen-Poiseuille beschreibt die laminare Strömung einer Flüssigkeit durch ein Rohr in Abhängigkeit der Eigenschaften der Flüssigkeit und des Rohres. Die Formel lautet: Volumenstrom V = ($r^4 \times \pi \times \Delta p$) / ($8 \times \eta \times l$). Dabei ist r der Innenradius des Rohres, Δp die Druckdifferenz zwischen den Rohrenden, η die dynamische Viskosität der Flüssigkeit und l die Länge des Rohres.

Welche der folgenden Aussagen ist falsch?

(A) Verdoppelt man den Druck am einen Rohrende, so verdoppelt sich auch der Volumenstrom.
(B) Wird der Innendurchmesser verdoppelt, so nimmt V um den Faktor 16 zu.
(C) Je kürzer die Rohrlänge, desto grösser ist der Volumenstrom.
(D) Volumenstrom V und dynamische Viskosität η verhalten sich antiproportional.
(E) Bei zwei gleich langen Rohren mit demselben Innenradius aber unterschiedlicher Masse ist der Volumenstrom derselbe.

236) Der osmotische Druck des Blutplasmas entspricht dem Druck einer 0.9%igen Kochsalzlösung (NaCl = 58 g/mol)). Für den osmotischen Druck bei 37 Grad Celsius gilt folgende Formel: $p_{osm} = z \times c(NaCl) \times R \times T$. Dabei steht z für die Anzahl umgesetzter Teilchen (NaCl -> Na^+ + Cl^-, also z = 2), c(NaCl) für die Konzentration der Kochsalzlösung in mol/l, R für die universelle Gaskonstante ($R = 8.314 \frac{kPa \times l}{mol \times K}$ und T für die Temperatur in Kelvin (0 Grad Celsius = 273 K, 1 Grad auf der Celsius Skala entspricht auch 1 Kelvin).

Wie viel beträgt der osmotische Druck, wenn für z statt des theoretischen Faktors 2 ein empirisch bestimmter Korrekturfaktor verwendet wurde?
(es gilt 1MPa = 10 bar)

(A) 0.83 bar
(B) 3.14 bar
(C) 6.91 bar
(D) 7.43 bar
(E) 7.94 bar

237) Zwei junge Herren stehen am Bahnhof, als ein Zug mit konstanter Geschwindigkeit durch den Bahnhof fährt. Gerade als die Spitze des Zuges bei den zwei Herren ist, rennen beide mit gleicher Geschwindigkeit in entgegengesetzte Richtungen am Gleis entlang los. Als das Ende des Zuges an ihnen vorbeifährt, ist einer von ihnen 60 Meter gerannt und der Andere 30 Meter.

Wie lang ist der Zug?

(A) 60 Meter
(B) 90 Meter
(C) 100 Meter
(D) 120 Meter
(E) 150 Meter

238) Um den Äquator der Erde wird ein Seil gelegt und zwar so, dass ein Meter übersteht und das Seil straff gespannt ist. Angenommen die Erde wäre eine perfekte Kugel, der Äquator sei ein perfekter Kreis und am Äquator betrage der Umfang genau 40'000 Kilometer, wie viel Platz zwischen Erdoberfläche und Seil gibt es dann, wenn der zusätzliche Meter an Seil auch einbezogen wird?

(A) 25 nm
(B) 16 cm
(C) 1.5 mm
(D) 2.6 µm
(E) 56 mm

239) Aufgrund einer bislang unbekannten tropischen Krankheit wird eine Studie an einer Gruppe von freiwilligen Infizierten durchgeführt. Es stellt sich schnell heraus, dass es sich um zwei Erreger handelt, die sämtliche Infizierte befallen haben. Mit einem neu entwickelten Medikament wird nun versucht, die Krankheit zu heilen. Bei 55% der Infizierten kann der erste Erreger so vernichtet werden. Der zweite Erreger wird bei 70% der Infizierten nicht vernichtet.

Welche Aussage/n lässt/lassen sich ableiten?

I. Womöglich sind nur noch 25% der Infizierten von beiden Erregern betroffen.
II. Von genau einem der beiden Erreger sind womöglich 85% der Infizierten betroffen.
III. Bei maximal 30% der Infizierten sind beide Erreger vernichtet worden.

(A) Nur Aussage I ist ableitbar.
(B) Aussage I und II sind ableitbar.
(C) Aussage I und III sind ableitbar.
(D) Aussage II und III sind ableitbar.
(E) Alle Aussagen sind ableitbar.

240) Der Kohäsionsdruck a (Einheit $Pa\ m^6$)ist eine materialabhängige Grösse, welche die Kraftwirkung zwischen den Teilchen eines Gases angibt. Bei einem idealen Gas gilt: a = 0. Der Term $\frac{n^2 \times a}{V^2}$ wird auch Binnendruck genannt.
Die Formel für den Kohäsionsdruck lautet:

$$a = (\frac{nRT}{V-nb} - p) \times \frac{V^2}{n^2}.$$

Dabei ist p der Druck (in Pascal = $\frac{N}{m^2}$), T die Temperatur in Kelvin (K), V das Volumen (in m^3), n die Stoffmenge (in mol), b das Eigenvolumen der Gasteilchen (in m^3) und R die Gaskonstante. Zudem entspricht 1 Joule = 1 Newtonmeter.

Welche Einheit hat die Gaskonstante R?

(A) $\frac{J}{mol\ K}$
(B) $\frac{J\ mol}{K}$
(C) $\frac{K}{mol\ J}$
(D) $\frac{Nm - Nm\ mol^2}{mol\ J}$
(E) $\frac{Nm\ mol}{mol\ K}$

STOP Nicht weiterblättern.

Quantitative und formale Probleme

Detaillierte Lösungen

Serie 1 – Detaillierte Lösungswege

1) **Lösung: E)**
2 Liter entsprechen 2 Kilogramm also 2000 Gramm. 40 Gramm in 2000 Gramm ergeben einen Harnstoffgehalt von 2 Prozent. 1/60 von 2 Prozent sind 0,033 Prozent, also 0,33 Promille.

2) **Lösung: A)**
Da man keinen Taschenrechner benutzen darf und somit die Lösung nicht anhand von Logarithmen ausrechnen kann, bleibt einem nichts anderes übrig, als Schritt für Schritt die Population auszurechnen. Nach x Tagen sind 5 × 3^x Bakterien vorhanden. Durch Einsetzen ergibt sich, dass nach 9 Tagen 98'415 Bakterien vorhanden sind. Nach 10 Tagen sind somit zum ersten Mal mehr Bakterien vorhanden.

3) **Lösung: E)**
Das ursprüngliche Geschwür hat sich 15 Mal verdoppelt bis es zum Tode führt. Wenn das Geschwür nun bereits zu Beginn 4-mal grösser ist, dann fallen zwei Verdoppelungsschritte weg, sodass noch 13 Verdoppelungsschritte bleiben. Da sich das Geschwür alle 4 Wochen verdoppelt ergibt dies eine Lebensdauer von 52 Wochen.

4) **Lösung: C)**
Nach 64 Tagen ist das Uran bereits 4mal zerfallen, das Plutonium hingegen erst einmal. Der einfachste Weg ist es, nun eine Tabelle zu erstellen:

Was?	64 d	80 d	96 d	112 d	128 d	144 d	160 d	176 d	**192 d**
Uran	128g	64g	32g	16g	8g	4g	2g	1g	0,5g
Plutonium	2g				1g				0,5 g

5) **Lösung: B)**
Die Kombination von Symptom 1 und 2 tritt bei 7 % (20 % von 35 %) auf. Somit haben 28 % Symptom 1, 23 % Symptom 2 und 7 % sowohl Symptom 1 als auch 2. Zusammen ergibt dies 58 %. Somit verbleiben 100 % - 58 % = 42 %, die weder Symptom 1, noch Symptom 2 aufweisen und somit gezwungenermassen an Symptom 3 leiden müssen.

6) **Lösung: B)**
810 Euro sind 9% des Selbstbehalts. Der Selbstbehalt beträgt somit 9.000 Euro. Diese 9.000 Euro machen 12% vom gesamten anfallenden Betrag aus. 100% ergeben folglich 75.000 Euro. Die Krankenkasse zahlt davon 88 Prozent, also 66.000 Euro.

7) **Lösung: A)**
4 mol Fructose ergeben eine Teilchenanzahl von 24 ×10^{23}. Diese sind in 300 Litern enthalten. In einem Liter hat es folglich: 24 ×10^{23} / 300 = 8 × 10^{21} Teilchen.

8) **Lösung: D)**
Population 1 zählt 500 Ameisen mehr als Population 2. Population 2 wächst dafür pro 8 Tage um 20 Ameisen mehr als Population 1. Man kann nun mit diesen Angaben einfach berechnen, wann Population 2 Population 1 eingeholt hat: Vorsprung: 500 Ameisen, Zusätzlicher Zuwachs pro 8 Tage: 20 Ameisen -> um den Rückstand von 500 Ameisen wett zu machen braucht Population 2 500/20 = 25 -> 25 mal 8 Tage = 200 Tage.

9) **Lösung: E)**
In einer Woche arbeitet der Chirurg 48 Stunden × 1.125 = 54 Stunden. Somit arbeitet er 6 Stunden zusätzlich. 1 Woche, also 48 Stunden umsonst gearbeitet, hat er also nach 48/6 = 8 Wochen.

10) Lösung: D)
Durch Vergleichen eines Messwerte-Paars mit mindestens zwei anderen Paaren stellt sich heraus, dass bei der Messung 4 ein Fehler auftritt. Anstatt 1.57 müsste der Wert B 1.75 betragen.

11) Lösung: E)
300 Kinder + 150 Kinder ergibt 450 Kinder. Es sind aber nur 400 Kinder erwähnt. Folglich müssen Minimum 50 Kinder beide Krankheiten haben und somit maximal 250 Kinder Masern und 100 Kinder Röteln. Dies ergibt maximal 350 Kinder, die nur eine der beiden Krankheiten haben. Das andere, hier aber nicht gesuchte Extrem wäre: 150 Kinder haben beide Krankheiten, 150 Kinder haben Masern und 100 Kinder haben gar keine der erwähnten Krankheiten.

12) Lösung: B)
Abgelagertes Kupfer ist proportional zur Zeitdauer:

Stromstärke	Abgelagertes Kupfer	Zeitspanne
0,6 Ampere	0,3 g	20 min
0,6 Ampere	0,45 g	30 min

Abgelagertes Kupfer ist proportional zur Stromstärke:

Stromstärke	Abgelagertes Kupfer	Zeitspanne
0,6 Ampere	0,45 g	30 min
1,2 Ampere	0,9 g	30 min

Bei einer Stromstärke von 1,2 Ampere wird also in 30 Minuten 0,9 g Kupfer abgelagert. Es braucht also die Hälfte an Zeit bis 0,45 g Kupfer abgelagert wird, sprich 15 Minuten. (Achtung: Die Zeitdauer ist NICHT proportional zur Stromstärke!!)

13) Lösung: A)
Pro Liter Blut: 250 × 10^3 Thrombozyten, 7000 × 10^6 Leukozyten und 5 × 10^{12} Erythrozyten. Total ergibt dies: 0.25 × 10^6 + 7000 × 10^6 + 5'000'000 × 10^6 = 5'007'000.25 pro Liter -> In 6 Litern: 3.004 × 10^{13}. Die Anzahl Thrombozyten und Leukozyten sind vergleichsweise gering und fallen daher nicht ins Gewicht.

Lösung: E)
14) Achtung: Breite <-> Länge nicht verwechseln. (6cm weniger LANG, die Länge muss zuerst noch ausgerechnet werden)
Tisch: Fläche: 360 cm^2 = Breite × Länge = 15cm × 24cm
Tisch: Fläche: 360 cm^2 = Breite × Länge = ? × 18cm
Um auf einen gleichen Flächeninhalt zu kommen, muss der neue Tisch eine Breite von 360/18 = 20cm haben. Dies ergibt 5cm mehr als der alte Tisch mass.

15) Lösung: D)
Bei einer Erhöhung von 30 Grad Celsius wird die Ausgangstemperatur 3 Mal verdoppelt, sprich verachtfacht. Die Enzymaktivität steigt dann also AUF 800%, was einer Steigerung UM 700% gleichkommt. Zur Veranschaulichung ein fiktives Beispiel:
Die Enzymaktivität betrage zu Beginn 5. Nach der Temperaturerhöhung beträgt sie dann 40. 40 entspricht dem 8-Fachen von 5 bzw. einer Steigerung auf 800%. Von 5 auf 40 liegt eine Steigerung um 700% vor (Steigerung um 35, 35/5 = 7). Aufgepasst also bei solchen kleinen aber feinen Unterschieden.

16) Lösung: D)
Durch Einsetzen der Einheiten in die verschiedenen Antwortmöglichkeiten findet man relativ schnell heraus, dass nur Antwort D) möglich sein kann.

17) Lösung: D)

Es gilt die Formel: U = R × I

Nun setzen wir die Werte ein: U = 0.5 × 4 = 2

Die Spannung steigt demnach um 100% auf 200%.

18) Lösung: D)

X sei die unbekannte Menge an hinzugefügter Salpetersäure in Liter:

$$\frac{Anteil\ Säure}{Volumen} = \frac{7 \times 10^5 + 6 \times 10^4 x}{6 + x} = 8 \times 10^4$$

$7 \times 10^5 + 6 \times 10^4 x = 48 \times 10^4 + 8 \times 10^4 x$

$70 \times 10^4 - 48 \times 10^4 = 8 \times 10^4 x - 6 \times 10^4 x$

$22 \times 10^4 = 2 \times 10^4 x$ -> x = 11 Liter

19) Lösung: C)

In 150ml der ersten Lösung sind 25ml Natriumchlorid enthalten. Damit die zweite Lösung ein Konzentrationsverhältnis von 1:9 aufweist, müssen in 450ml 45ml Natriumchlorid sein. Die hinzugemischte Lösung muss also 45ml-25ml = 20ml Natriumchlorid enthalten. Das fehlende Volumen von 450ml-150ml = 300ml fällt auf die hinzugemischte Lösung. Die hinzugemischte Lösung enthält also in 20ml Natriumchlorid in 300ml Volumen. Dies entspricht einem Verhältnis von 1:14.

20) Lösung: D)

In einer Minute legt der erste Krankenwagen eine Distanz von 1,5km zurück. Sein Vorsprung beträgt also 1,5km. Der zweite Krankenwagen fährt schneller als der erste (1,6km/min) und holt pro Minute 0,1km auf. Nach 15 gefahrenen Minuten hat der zweite Krankenwagen den ersten eingeholt. Der erste Krankenwagen ist zu diesem Zeitpunkt schon 16 Minuten unterwegs.

21) Lösung: D)

Formel: A = B × C × 1/D

Mit Änderungen: A = 1,3B × 0,7C × 1/(1,1D) = 0,82727

Folglich nimmt A um circa 17% ab.

22) Lösung: A)

Als erstes empfehlen wir, das Volumen des ursprünglichen Aquariums zu berechnen. Dies macht man, indem man das Volumen des gefüllten Teils des Aquariums berechnet. 240 Liter entsprechen dabei 240‘000 cm^3 ($1dm^3 = 1000cm^3$ = 1l). Da das Aquarium 37,5 cm hoch gefüllt ist, kann man die Grundfläche bereits berechnen: 240‘000 cm^3/37,5 cm = 6400 cm^2. Das Volumen beträgt somit 6400 cm^2×120 cm, also 768‘000 cm^3. Das neue Aquarium darf maximal 25% mehr Volumen haben, also maximal 960‘000 cm^3 fassen. Die Höhe bleibt gleich, also ergibt sich hier für die Grundfläche ein Wert von maximal 960‘000 cm^3/120 cm = 8000 cm^2. Die neue Grundfläche darf also maximal 1600 cm^2 grösser sein. (8000 cm^2 - 6400 cm^2).

23) Lösung: A)

Die Betaglobuline gehören zu den Plasmaproteinen. In 5 Liter Blut hat es 0.07 × 5l = 0.35 Liter Plasmaproteine. Dies entspricht 350g. 35% davon sind Globuline, somit 122.5g. Da die Gammavariante doppelt so häufig vorkommt wie die Alpha- und Betavarianten (welche gleich häufig vorkommen) ergeben sich folgende Anteile: Gammaglobuline (50%), Alpha- und Betaglobuline (je 25%). 25% von 122.5g sind also Beta-Globuline. Dies ergibt 30.625 Gramm.

24) **Lösung: B)**
24 Billionen sind 24 × 10^{12} Erythrozyten. Pro Tag werden davon 0,2 × 10^{12} neu gebildet (24 × 10^{12} geteilt durch 120 oder multipliziert mit $0{,}008\overline{3}$). Pro Minute beträgt dieser Wert $1{,}3\overline{8} \times 10^{8}$.

Serie 2 – Detaillierte Lösungswege

25) **Lösung: D)**
Bei einem Lesetempo von 90 Seiten in dreieinhalb Stunden braucht man für das gesamte Anatomiebuch (also 765 Seiten) 1785 Minuten. Da Kaspar schon einen Drittel gelesen hat, braucht er noch 2/3 × 1785 Minuten, also 1190 Minuten, SOFERN er gleich schnell lesen würde wie der durchschnittliche Student. Da er aber 25% mehr Seiten liest in der gleichen Zeit, liest er in 1190 Minuten 637,5 Seiten. Für die fehlenden 510 Seiten benötigt er also noch 952 Minuten.
Alternativer Weg: 25% mehr -> 1190 Minuten /1,25 = 952 Minuten.
Aufgepasst: Man kann NICHT von 1190 Minuten 1/4 abziehen, da dies nicht dasselbe ist wie, wenn man zu 952 Minuten 1/4 dazu zählt.

26) **Lösung: E)**
Man berechne, wie viel Mal, dass die Temperatur um 1 Grad Celsius steigt bis zu einer Tiefe von 1,5 km. 1500m-15m = 1485m. 1485m/33m = 45 Mal. Die Temperatur steigt somit um 45 Grad Celsius an, beträgt also 55 Grad Celsius.

27) **Lösung: C)**
Im Preis von 162 Euro sind die Mehrwertsteuern enthalten!! Das heisst also, dass 162 Euro einem Prozentsatz von 108 entsprechen. Per Dreisatz lässt sich nun berechnen, wie viel Euro 100% betragen: 162 Euro/1.08 = 150 Euro. Die Differenz (108%-100% bzw. 162 Euro – 150 Euro) entfallen auf die Mehrwertsteuern. Die Lösung ist somit 12 Euro.

28) **Lösung: E)**
Durch Einsetzen der Messwerte in die Variablen A und B stellt sich heraus, dass E) die richtige Lösung ist. Es ergeben sich nach Einsetzen für alle Messwertpaare folgende Werte:

Messwert A	1	4	9	16	25	36
Messwert B	4	16	36	64	100	144

Man sieht schnell, dass B immer 4-mal so gross ist wie A und dass somit eine Beziehung vorhanden ist.

29) **Lösung: A)**
Durch Einsetzen erfährt man, dass nur die 4 y-Werte der ersten Zeile (1.5, 5, 10.25, 17.4) korrekt sind wenn man für x 1, 2, 3 und 4 einsetzt.

30) **Lösung: D)**
Nach 1. Durchgang: 90% der Energie verbleiben (100% × 0.9)
Nach 2. Durchgang: 81% der Energie verbleiben (90% × 0.9)
Nach 3. Durchgang: 73% der Energie verbleiben (81% × 0.9)
Nach 4. Durchgang: 65.6% der Energie verbleiben (73% × 0.9)
Nach 5. Durchgang: 59% der Energie verbleiben (65.6% × 0.9)

31) Lösung: A)

Erste Lösung: 60ml im Verhältnis 1:2: 20ml des gelösten Stoffes
(1/3 von 60ml, da 1 zu 2 total 3 Teile sind)
Zweite Lösung: 180ml im Verhältnis 1:8: 20ml des gelösten Stoffes
(1/9 von 180ml, da 1 zu 8 total 9 Teile sind)
Dritte Lösung: 1260ml im Verhältnis 1:20: 60ml des gelösten Stoffes
(1/21 von 1260ml, da 1:20 total 21 Teile sind)
Gesamter gelöster Stoff: 100ml
Gesamtes Volumen: 60ml + 180ml + 1260ml = 1500ml
Es gilt: Gesamter gelöster Stoff = Konzentration mal gesamtes Volumen
Die Konzentration beträgt als BRUCH (!) 100/1500 = 1/15
Analog zu vorher, einfach umgekehrt (anstatt von Zahlenform zu Bruch anders herum)->In der gesuchten Schreibform entspricht dies 1 zu 14.

32) Lösung: D)

Übersicht:
Patient 1 erhält 5ml pro Stunde
Patient 2 erhält 20ml pro Stunde
Patient 3 erhält 10ml pro Stunde
Patient 4 erhält 5ml pro Stunde
A) Richtig. Patient 1 hat die 15ml in 3 Stunden bekommen. Patient 2 hat dann 60ml bekommen und Patient 3, die Hälfte, 30ml.
B) Richtig. Patient 1 + 4 erhalten die gleiche Menge pro Stunde, somit geht es auch gleich lange bis beide 55ml bekommen haben
C) Richtig. In 7 Tagen erhält Patient 3 1680ml. Patient 1, 2 und 4 erhalten in 14 Stunden 70ml + 280ml + 70ml = 420ml, was einem Viertel von 1680ml entspricht
D) Falsch. Pro Zeiteinheit erhält Patient 2 die Vierfache Menge wie Patient 1 oder 4, aber nicht wie beide zusammen.
E) Richtig. In 3 Tagen erhalten alle zusammen 360ml + 1440ml + 720ml + 360ml = 2880ml. Exakt die gleiche Menge erhält Patient 1 in 24 Tagen

33) Lösung: B)

Man sucht in diesem Fall die maximale Überschneidung der „Erfolgsraten" der beiden Tests. Also sozusagen den worst case für die Patienten. Im besten Fall decken sich die beiden Tests nämlich so ab, dass am Ende niemand mehr unerkannt krank ist (gesucht ist aber der worst case, daher ist A) falsch). Im schlimmsten Falle kann Test 1 75% der Erkrankten aufdecken und Test 2 keine weiteren, weil die 70% in den 75% enthalten sind. Somit verbleiben höchstens 25% der Erkrankten unerkannt.

34) Lösung: A)

Durchschnittlicher Energieverbrauch: 4kj/kg×h × 80kg × 24 h= 7680kj
5 Halbliterflaschen Bier ergeben 2,5 Liter Bier. Da ein Liter Bier 40g Alkohol enthält, enthalten 2,5 Liter Bier folglich 100g Alkohol. Diese 100g liefern eine Energie von 2500kj (100g×25kj). 2500kj an einem Gesamtenergieverbrauch von 7680kj ergeben circa 32,5 Prozent. Aufgepasst auf die Einheiten!! (Kilojoule vs. Joule).

35) Lösung: A)

Der eine Assistenzarzt verrichtet die Arbeit in 160 Minuten, der andere in 240 Minuten. Pro verstrichener Zeit x, erledigt der erste Assistenzarzt x/160 der Arbeit und der zweite Assistenzarzt x/240 der Arbeit. Zusammen erledigen sie also pro Zeiteinheit x: 5x/480 der gesamten Arbeit (2x/480 + 3x/480). Um die gesamte Arbeit zu erledigen, muss x also 480/5 betragen, was 96 Minuten entspricht.

36) Lösung: C)

Das gesuchte Volumen sei x.
Natriumchloridmenge/gesamtes Volumen = 30%
0.45 × 8 Liter/(8+x) = 0.3
Somit gilt: 0.45 × 8 Liter = 0.3 × 8 Liter + 0.3x
3.6 Liter = 2.4 Liter + 0.3x -> x = 4 Liter

37) Lösung: E)

80% von 27mg, also 21.6mg werden ausgeschieden. Somit verbleiben nach einem Tag noch 5.4mg Citalopram im Körper. Nach 2 Tagen werden 75% ausgeschieden, somit verbleiben noch 1.35 mg im Körper. Nach 3 Tagen werden 70% ausgeschieden und es verbleiben noch 0.405 mg im
Körper. Es werden dann aber wieder 27 mg eingenommen, wodurch 27.405 mg im Körper sind. Nach 4 Tagen werden 65% ausgeschieden. Somit verbleiben 9.59175 mg im Körper. Nach 5 Tagen werden noch 60% ausgeschieden, womit noch 3.8367mg verbleiben.

38) Lösung: B)

Die 90cm lange Seite enthält 30 Felder, die 66cm lange Seite enthält 22 Felder. Auf dem gesamten Tisch gibt es somit 660 Felder. Rote und blaue Felder wechseln sich ab, das heisst es gibt je 330 Felder.

39) Lösung: B)

Durch Einsetzen der Einheiten erhält man:
$kg = \frac{h}{\frac{m}{s} \times m}$ -> $h = kg \times m^2 \times s^{-1}$ = J × s

40) Lösung: D)

Da die 5 Infusionen gleichwertig sind, das heisst die Tropfgeschwindigkeit ist bei allen gleich hoch, kann man von folgendem ausgehen:
Man hat 5 Infusionen und jede Infusion läuft 270 Minuten. Insgesamt ergibt dies eine Zeitspanne von 1350 Minuten. 135 Minuten lang laufen alle 5 Infusionen -> 1350 – (5 × 135) = 675 Minuten verbleiben. Die nächsten 90 Minuten laufen 3 Infusionen womit noch 675 – (3 × 90) = 405 Minuten verbleiben. Für 15 Minuten laufen dann noch 2 Infusionen womit die letzte Infusion noch 405 – (2 × 15) = 375 Minuten laufen muss.

41) Lösung: A)

Bei 90km/h: Pro 100 Kilometer werden 5 Liter Diesel verbraucht, somit werden bei einer Distanz von 360 Kilometern 5 Liter × 360/100 = 18 Liter Diesel verbraucht. Bei einer Geschwindigkeit von 120km/h werden 5 Liter × 120/90 = 6 2/3 Liter pro 100 Kilometer verbraucht. Bei einer Distanz von 360 Kilometern werden folglich 6 2/3 Liter × 360/100 = 24 Liter verbraucht. Dies ergibt einen Dieselanstieg von 24-18 Liter = 6 Liter.

42) Lösung: B)

In 600ml der 4.5%igen Lösung sind 0.045 × 600ml = 27ml Kochsalz enthalten. Das gesamte Volumen beträgt 1000ml + 600ml = 1600ml. Nun berechnen wir, wie viel Kochsalz es demnach im gesamten Volumen haben muss, wenn eine Konzentration von 12.5% (=1/8) resultiert.
1600ml × 0.125 = 200ml
200ml abzüglich 27ml ergeben 173ml Kochsalz, welche in der ersten Kochsalzlösung enthalten sind. Dies ergibt eine Konzentration von 173ml/1000ml = 17.3%

43) Lösung: E)

Aufgepasst mit den Einheiten!! (Promille vs. Prozent). Der Prozentsatz an Natrium bleibt immer gleich, egal wie gross die Menge an Leitungswasser ist. Was sich verändert ist der absolute Anteil des Natriums. 0,1% = 0,001 = 1‰

44) Lösung: A)

Krankenwagen und joggende Person nähern sich mit einer Geschwindigkeit von 25m/s + 5m/s = 30m/s (die Geschwindigkeiten können addiert werden, da beide sich einander nähern). Die Relativgeschwindigkeit v beträgt also 30m/s. fS beträgt 1200Hz und fE beträgt 1320Hz. Diese bekannten Daten tragen wir in die Formel ein und lösen nach c auf:

$$1320Hz = \frac{1200Hz}{1-\frac{30m/s}{c}}$$

$$1320Hz \times (1-\frac{30m/s}{c}) = 1200Hz$$

$$\left(1-\frac{30m/s}{c}\right) = \frac{1200Hz}{1320Hz} = \frac{10}{11}Hz$$

$$1-\frac{10}{11}Hz = \frac{30m/s}{c}$$

$\frac{30m/s}{c} = \frac{1}{11}Hz$ -> c = 330m/s

45) Lösung: C)

Wenn 75% Symptom A haben und 55% Symptom B, dann müssen automatisch 30% der Patienten (75% + 55% - 100%) beide Symptome haben. Folglich haben 45% (75%-30%) nur Symptom A und 25% (55%-30%) nur Symptom B. Nur diese 45% sind nicht von der Krankheit betroffen.

46) Lösung: E)

Zuerst stellen wir die unterschiedlichen Angaben im Verhältnis zueinander dar.
Länge der Nervenfasern (NF):
NF 1: y
NF 2: y/2
NF 3: y/2

Übertragungsgeschwindigkeit:
NF 1: 2x
NF 2: x
NF 3: 4x

Für die Übertragungszeit ergibt sich folgendes: t = s/v (Strecke pro Weg)
NF 1: y/2x
NF 2: y/2x
NF 3: y/8x

Benötigte Zeit über NF 1: y/2x
Benötigte Zeit über NF 2 + 3: y/2x + y/8x = 5y/8x
Untereinander verglichen: Die Erregung braucht über NF 2 + 3 folgende Zeit:
5y/8x geteilt durch y/2x = 5/4 der Zeit, die die Erregung über NF 1 braucht, also 5/4 mal 20 Nanosekunden, was 25 Nanosekunden ergibt.

47) Lösung: D)

520g Feigen liefern 1ml. Eine Feige wiegt 40g, also werden 13 Feigen benötigt um 1ml zu erhalten. Für eine Tablette braucht es die 7-fache Menge, also 7ml bzw. 91 Feigen. In einer Woche bekommt der Patient 28 Tabletten verschrieben. Dies sind 2548 Feigen. Ein Kaktus trägt durchschnittlich 14 Feigen, also sind die Feigen von 182 Kakteen verwendet worden.

48) Lösung: D)

$F = 0.9m \times ?\, a$

F soll gleich bleiben. Wir setzen also den Faktor 1 davor. Die Masse nimmt um 10% ab, ist also noch 0.9 Mal so gross wie zuvor. Wie gross muss nun a sein, damit 1 = 0.9 x a?

a = 1/0.9 = 10/9 = $1.\bar{1}$

Serie 3 – Detaillierte Lösungswege

49) Lösung: B)

Es liegt hierbei ein umgekehrt proportionaler Zusammenhang vor.

Formel: 14 × 76 = 19 × ?

Die gesuchte Lösung ist = 14 × 76 / 19 = 56km/h

50) Lösung: E)

Im ersten Schritt werden 3cm entfernt. Es verbleiben zwei Reststücke à je 3cm Länge. Davon wird jeweils im zweiten Schritt 1/5 entfernt. Es verbleiben also noch zwei Teilstücke mit einer Länge von 3 cm × 0.8 = 2.4 cm. Zusammen ergibt dies eine verkürzte Sehne von 4.8 cm Länge.

51) Lösung: B)

Harnstoff: 25g/1500ml -> 1/60 pro ml -> 100/6000 pro ml

Harnsäure: 0.5g/1500ml -> 1/3000 pro ml -> 2/6000 pro ml

Kreatinin: 1.75g/1500ml -> 7/6000 pro ml

Dies ergibt ein Verhältnis von 100 zu 2 zu 7 und somit gekürzt mit 10 Antwort B)

52) Lösung: D)

A) Falsch. Das Produkt ist nicht konstant.

B) Falsch. Der letzte Messwert in der Spalte C weicht davon ab

C) Falsch. Für die erste Zeile zwar korrekt, aber danach nicht mehr

D) Korrekt.

E) Widerspruch zu D)

53) Lösung: A)

D = 1/F und D = 1/G + 1/B

D = 1/0.2m + 1/0.05m = 25 Dioptrien.

F = 1/D = 1/25 = 0.04 m = 4cm

54) **Lösung: D)**
In 6 Tagen schreibt er folgendes:
Tag 1: 4 Seiten
Tag 2: 3 Seiten
Tag 3: 4 Seiten
Tag 4: 3 Seiten
Tag 5: 4 Seiten
Tag 6: 0 Seiten
Dies ergibt ein Total von 18 Seiten in 6 Tagen.
144 Seiten schreibt er also in 48 Tagen.
Für die restlichen 11 Seiten braucht er noch 3 Tage (siehe oben), was ein totales Pensum von 51 Tagen ergibt.

55) **Lösung: E)**
Die erste Lösung enthält total 1.5×10^{-7} Ca-Ionen. Die zweite Lösung enthält $0.9 \times 0.05 \times 10^{-5}$ Ca-Ionen. Dies ergibt 0.045×10^{-5} = 4.5×10^{-7} Ca-Ionen. Beide Lösungen zusammen enthalten also 6×10^{-7} Ca-Ionen in einem Volumen von 2400ml.
Pro Liter macht dies $6/2.4 \times 10^{-7}$ = 2.5×10^{-7} Ca-Ionen.
In den gesuchten 500ml ist noch die Hälfte der Ca-Ionen vorhanden, also: 1.25×10^{-7}.

56) **Lösung: D)**
Nach 48 Tagen hat sich die Bakterienzahl 24 Mal verdoppelt. Werden nun zu Beginn bereits 4 Bakterien angesiedelt, so kann man sozusagen 2 Verdoppelungsschritte auslassen. Folglich werden nur noch 22 Verdoppelungsschritte benötigt, bis die Schale voll ist. 22 Verdoppelungsschritte finden in 44 Tagen statt.

57) **Lösung: E)**
Da der Abstand quadratisch in der Formel auftaucht und im Nenner ist, nimmt F um den Faktor 100 zu. $(\frac{1}{(30nm)^2} / \frac{1}{(300nm)^2})$

58) **Lösung: C)**
Bei 3 betroffenen Personen pro 100'000 Menschen gibt es in Deutschland insgesamt also 30 × 80 2/3 = 2420 Personen mit GBS. Männer sind 1.5-mal häufiger betroffen als Frauen. Folglich sind 60% der Betroffenen Männer und 40% Frauen. 60% von 2420 GBS-Betroffenen sind 1452 Männer mit GBS in Deutschland.

59) **Lösung: C)**
Bei überdurchschnittlich viel Arbeit benötigt die eine Pflegefachfrau 50 Minuten und die andere 75 Minuten (die schnellere Pflegefachfrau benötigt zusätzlich zum normalen Zeitaufwand von 40 Minuten noch 10 Minuten mehr, was 25% mehr Arbeit bedeutet). Pro verstrichener Zeit x erledigen die beiden Pflegefachfrauen also folgende Arbeit: x/50 + x/75 = 3x/150 + 2x/150 = 5x/150. Um die gesamte Arbeit zu erledigen brauchen die beiden Pflegefachfrauen zusammen also 30 Minuten (150/5).

60) **Lösung: B)**
5 Personen stellen an einem Tag 9 Prothesen her.
1 Person stellt an einem Tag 9/5 Prothesen her.
Montag: 5 Personen stellen 9 Prothesen her
Dienstag: 4 Personen stellen 7.2 Prothesen her
Mittwoch: 4 Personen stellen 7.2 Prothesen her
Donnerstag: 6 Personen stellen 10.8 Prothesen her
Freitag: 7 Personen stellen 12.6 Prothesen her
Total ergibt dies 46.8 Prothesen.

61) Lösung: B)
Aufgenommen: x ml Trinken + 870 ml
Abgegeben: 2270 ml
Ausgeglichene Bilanz: 870 ml + x = 2270 ml -> x = 1400 ml (durch Trinken)
+27% mehr durch Urin (27% von 1300ml): 351 ml mehr abgegeben -> dies ist exakt die Menge, die der Patient zusätzlich trinken muss.

62) Lösung: D)
Durch Einsetzen eines beliebigen Wertepaars kann man die richtige Formel bestimmen.

63) Lösung: D)
Alle anderen Antwortmöglichkeiten lassen sich kürzen, sodass keine Einheit mehr übrig bleibt. Bei D) hingegen bleibt am Ende $\frac{1}{\sqrt{v \times s}}$ übrig.

64) Lösung: C)
Wir berechnen zuerst, welchen Bruchteil des Pools jede Pumpe in einem gewissen Zeitraum füllt. Pro beliebiger Zeiteinheit (= x) füllt Pumpe 1 den Pool zu x/100, Pumpe 2 zu x/125, Pumpe 3 zu x/150 und Pumpe 4 zu x/3000. Insgesamt also zu $\frac{30x}{3000} + \frac{24x}{3000} + \frac{20x}{3000} + \frac{1x}{3000} = \frac{75x}{3000}$
Dieser Bruch soll nun 1 ergeben, da der gesamte Pool gefüllt werden soll. Die Zeitspanne x beträgt somit 40 Stunden.

65) Lösung: D)
In 4 Jahren stieg der Bedarf um den Faktor: $1.2^4 = 2.0736$. Dies entspricht circa einer Zunahme um 107 Prozent. (Jahr 1: 1.2, Jahr 2: 1.44, Jahr 3: 1.73, Jahr 4: 2.07)

66) Lösung: D)
Formel: $\frac{Säuremenge}{Volumen}$ = Säuregehalt; x sei die unbekannte Menge der 40%igen Schwefelsäure

➔ $\frac{12l \times 0,1 + 0,4x}{12l + 1,5l + x}$ = 0,35

➔ $1,2l + 0,4x = 4,725l + 0,35x$

➔ 0,05x = 3,525l -> x = 70,5 Liter

67) Lösung: C)
Wir empfehlen der Übersicht wegen das Erstellen einer kleinen Tabelle. Dabei sollte man unbedingt auf die Einheiten achten.

Infusion	Volumen	Konzentration	Geschwindigkeit
1	1500ml	50mg/l	1mg/min
2	500ml	200mg/l	0,5mg/min
3	600ml	300mg/l	0,1mg/min

Da es noch 350ml der Infusion 3 hat, müssen also schon 250ml verbraucht worden sein. Bei einer Konzentration von 300mg/l sind dies also 75mg Antibiotika. Um die zugeführten Mengenangaben der anderen beiden Infusionen zu berechnen, benötigt man die Zeitdauer, wie lange sie schon laufen. Infusion 3 läuft mit 0,1mg/min, das heisst es vergingen 750 min bis 75mg verabreicht werden konnten. In 750min können über die Infusionen 1 und 2, 750mg bzw. 375mg verabreicht werden. Dies ergibt ein Total von 1200mg verabreichten Antibiotika, also 1,2g.

68) Lösung: C)
Ein radioaktiver Zerfall verläuft immer exponentiell. Das heisst, zu Beginn des Zerfalls zerfallen noch sehr viele Atomkerne in kürzester Zeit. Die Steigung flacht danach merklich ab. Deswegen sind zum gesuchten Zeitpunkt schon mehr als 25 Prozent der Atomkerne zerfallen

69) Lösung: C)
Zuerst berechnen wir, wie viel Meersalz in den beiden Behältern enthalten ist. In Behälter 1 hat es 30g in 5 Litern, also 6g/l. In Behälter 2 hat es 12g in 16 Litern, also 0,75g/l. Dann nimmt man 2l der Lösung 1. In 2 Litern sind 12g Meersalz enthalten. Dazu gibt man die 4 Liter der Lösung 2, worin 3g Meersalz enthalten sind. Man hat dann folglich 15g in 6 Litern. Dies ergibt eine Konzentration von 2,5g/l. Die Menge der aus Versehen zugeschütteten Lösung berechnet man wie folgt:

$$\frac{2{,}5g/l \times 6l + 8g/l \times x}{6l + x} = 3{,}6\ g/l$$

21,6g + 3,6x = 15g + 8x
4,4x = 6,6g
x = 1,5l

70) Lösung: D)
Durch Einsetzen aller Werte zeigt sich, dass nur bei Antwort D) alle Werte korrekt sein können. (15ml + 25ml + 40ml = 80ml in 800ml Flüssigkeit <-> 1 : 9)

71) Lösung: D)
Man wähle als erstes einen x-Wert: x sei die Geldmenge in Portfolio 1 à 6% Zinsen.
Zinsen aus den beiden Portfolios:
Portfolio 1: 0.06 x
Portfolio 2: (105'000 Euro – x) × 0.105
Total: 8'100 Euro = 0.06 x + (105'000 Euro – x) × 0.105
8'100 Euro = 0.06x + 11'025 Euro – 0.105x
2925 Euro = 0.045x -> x = 65'000 Euro.
Wem dies zu kompliziert ist, der kann auch einfach alle Antwortmöglichkeiten durchgehen und ausprobieren, ob es einen Ertrag von 8'100 Euro gibt.

72) Lösung: E)
Setzt man jeweils die beiden Werte für den Weg 1 ein, so ist die Kapazität beim „Herstellerprogramm" B), D) und E) noch vollständig ausgenutzt. Beim zweiten Weg sind dann noch B) und E) übrig und am Schluss bleibt nur noch E) übrig.

Serie 4 – Detaillierte Lösungswege

73) Lösung: B)
Es handelt sich hierbei um einen indirekt proportionalen Dreisatz. Je mehr Patienten versorgt werden müssen, desto weniger lang reicht das monatliche Budget aus. 96 Patienten können 28 Tage * 7/8 = 24.5 Tage betreut werden.

74) Lösung: C)
92.5% des CO2 kommt gebunden im Blut vor. 25% davon befinden sich in den Erythrozyten. Folglich kommen 0.25 × 0.925 = 23.125% in gebundener Form in den Erythrozyten vor.

75) Lösung: E)
Nach 12 Stunden, also zwei Halbwertzeiten, sind 75% der Kerne zerfallen.

76) Lösung: C)
ist nicht korrekt, da $h = \frac{vt}{2}$

77) Lösung: C)
Man muss schlicht die beiden Wahrscheinlichkeiten für die „Einzelereignisse" multiplizieren und erhält so die Wahrscheinlichkeit, dass beide „Ereignisse (Blutgruppe AB und positiver Rhesusfaktor)" gemeinsam auftreten: 4% × 80% = 0.04 × 0.8 = 0.032 = 3.2%

78) Lösung: C)
Nach einer Woche nahm die Auslastung um 10 Prozentpunkte ab und es wurden 27 Betten frei. Dies bedeutet, dass 27 Betten 10% der Gesamtanzahl an Betten ausmachen. Es hat also insgesamt 270 Betten im Krankenhaus.

79) Lösung: B)
200 kcal werden in Form von Kohlenhydraten aufgenommen. Dies sind 200kcal/5kcal = 40 g Kohlenhydrate, welche der Patient aufnehmen soll. Dies entspricht 4 Broteinheiten. (40g/10g).

80) Lösung: B)
Es habe 1 Sauerstoffatom: Masse x (=8/8 x)
Folglich hat 1 Stickstoffatom: Masse 7/8 x -> 2 Stickstoffatome: Masse 14/8 x
Gesamtmasse: 8/8x + 14/8 x = 22/8 x
Anteil des Sauerstoffatoms: 8/8 x durch 22/8 x ergibt einen Anteil von 8/22 = 36%.

81) Lösung: E)
Die Geschwindigkeit nimmt in den 5 Sekunden um 90 km/h zu. BEVOR wir die beiden Werte in die Formel einsetzen schauen wir die Einheiten an und bemerken, dass nicht die gleichen Einheiten vorhanden sind (wichtiger TIPP: Immer auf die Einheiten achten). 90km/h ergeben 90'000 Meter pro Stunde und somit 90'000/3600 also 25 Meter pro Sekunde. Diesen Wert können wir nun einsetzen: a = v/t = 25m/s geteilt durch 5 Sekunden = $5\ m/s^2$

82) Lösung: D)
Gesucht ist die minimale Schnittmenge. Diese beträgt 45%. 45% weisen dann beide Symptome auf, 20% nur Durchfall und 35% nur Übelkeit.

83) Lösung: B)
Der Durchmesser beträgt 4000nm, daraus folgt, dass der Radius 2000nm beträgt. Dies entspricht 2 Mikrometern. Diesen Wert setzen wir nun in die Formel zur Volumenberechnung einer Kugel ein und erhalten folgendes: 4/3 × 3,14 × 8 = gerundet 33,5 Kubik-Mikrometer. Das Erbgut macht nun 15% davon aus, was ~ 5 Kubik-Mikrometer ergibt.

84) Lösung: D)
Die Kolonie wächst pro 9 Minuten um 10%. Dies entspricht einem Faktor von 1.1
Nach einem Wachstumsschritt, also 9 Minuten, ist die Kolonie 1.1 Mal so gross.
Nach zwei Wachstumsschritten, also 18 Minuten, ist die Kolonie 1.21 Mal so gross.
Nach x Wachstumsschritten, also 9x Minuten, ist die Kolonie 1.1^x Mal so gross.
Nun wähle man x so aus, dass der Wert gerade noch kleiner als 3 ist. Bei einem x-Wert von 11 ist dies gerade noch der Fall. Nach 11 Wachstumsschritten sind 99 Minuten vergangen.

85) Lösung: C)
Man erhält schlussendlich 340ml der Lösung. Bei einem Proteingehalt von 0,025 g/ml müssen also 8,5 Gramm pflanzliches Eiweiss enthalten sein. Abzüglich der 6 Gramm pflanzlichen Eiweisses bleiben also noch 2,5 Gramm übrig. Diese 2,5 Gramm an pflanzlichem Eiweiss entsprechen 4,5 Gramm tierischem Eiweiss. (einfacher Dreisatz: 1g pflanzliches -> 1,8g tierisches, also 2,5g pflanzliches -> 4,5g tierisches)

86) Lösung: B)
Durch Umformen der zweiten Gleichung ($m = \frac{n \times R}{R_s}$) erhält man folgendes:

$n = \frac{m \times R_S}{R}$

Dies kann man in die erste Gleichung einsetzen: p × V = $\frac{m \times R_S}{R} \times R \times T$

R kürzt sich weg -> p × V = $m \times R_s$ × T

Nun muss man nur noch Einheiten einsetzen und erhält folgendes:

$\frac{N}{m^2} \times m^3 = kg \times K$

Daraus ergibt sich die Lösung: $\frac{Nm}{kg \times K}$

87) Lösung: C)
Die Strecke beträgt 44 Meter. Die Fallzeit berechnet sich durch Umformen der gegebenen Formel: $t = \sqrt{\frac{2s}{a}} = \sqrt{\frac{88m}{9.\overline{7}\, m/s^2}} = \sqrt{9s^2}$ = 3 Sekunden

Tipp: Forme, wenn immer möglich Dezimalzahlen in Brüche um bei Divisionen. $9.\overline{7}$ entsprechen 9 7/9 oder 88/9. So lässt sich die Division nämlich oft bedeutend einfacher ausrechnen.

88) Lösung: D)
1‰ entspricht 1/1000 der ursprünglichen Menge.
Nach 1 Halbwertszeit ist noch 50% der Menge vorhanden.
Nach 2 Halbwertszeiten sind noch 25% der Menge vorhanden.
Nach 3 Halbwertszeiten sind noch 12.5% der Menge vorhanden.
Nach x Halbwertszeiten sind noch $1/2^x$ der Menge vorhanden.
Nun ist der x-Wert gesucht, bei dem 2^x gerade über 1000 ergibt.
2^{10} ergibt 1024. Bei 10 Halbwertszeiten ist somit die Menge zum ersten Mal unter 1‰.
10 Halbwertszeiten vergehen in 10 × 7.5 = 75 Stunden.

89) Lösung: C)
0.3 × 6l = 1.8l
0.25 × 5l = 1.25l
Total: 1.25l + 1.8l = 3.05l in 11 Liter der Mischlösung. -> 3.05/11l = 0.2772 = 27.72%

90) Lösung: B)
Man hat einen Teil Schmerzmittel und 5 Teile Wasser, insgesamt also 6 Teile. Das Schmerzmittel macht also 1/6 der 60ml aus, also 10ml. Der Rest von 50ml fällt auf das Wasser. Um ein Verhältnis von 1:8 zu bekommen, braucht man zu den 10ml Schmerzmittel noch 80ml Wasser. 50ml sind bereits vorhanden, das heisst, man muss weitere 30ml hinzugeben.

91) Lösung: B)
Zu Beginn gab es 12 Ratten. Diese Zahl verzwölffacht sich jedes Jahr und nimmt dann um 5/12 ab (-> somit sind noch $\frac{7}{12}$ vorhanden). Mathematisch ausgedrückt: 12 Ratten × 12 × $\frac{7}{12}$ = 84 Ratten nach einem Jahr. Nach x Jahren sieht es folgendermassen aus: 12 Ratten × $(12 \times \frac{7}{12})^x$ -> 12 Ratten × 7^4 = 28‘812 Ratten.

92) Lösung: B)
40% von 750'000 Euro sind 300'000 Euro Eigenkapital.
x sei der Betrag, welcher jetzt vorhanden ist. Nach 4 Jahren ist folgender Betrag vorhanden: $x \times 1.05^4 = 300'000$ -> x = ~246'811 Euro

93) Lösung: E)
I.) Falsch. Durch eine Erhöhung der Temperatur um 5 Grad Celsius erhöht sich die Mischtemperatur lediglich um 2 Grad Celsius.
II.) Durch eine Temperaturerhöhung kann die Mischtemperatur NIE abnehmen.
III.) Durch Einsetzen verschiedener Werte kann man schön herauslesen, dass die Mischtemperatur nicht proportional zu- oder abnimmt.

94) Lösung: D)
Man muss ein Gleichungssystem mit zwei Variablen aufstellen:
x: Ethanol Konzentration der ersten Lösung
y: Ethanol Konzentration der zweiten Lösung
Gleichung 1: 0.8l × x + 1.2l × y = 50% × 2l
Gleichung 2: 1.6l × x + 0.6l × y = 40% × 2.2l
Wir haben zwei Variablen. Nun ersetzen wir eine Variable durch die andere (Gleichung 1 umformen):
$Y = \frac{50\% \times 2l}{1.2l} - \frac{0.8l \times x}{1.2l} = \frac{5}{3} \times 50\% - \frac{2}{3}x = \frac{5}{6}\% - \frac{2}{3}x$
Den erhaltenen Wert für y setzen wir nun in die Gleichung 2 ein:
1.6l × x + 0.6l × $(\frac{5}{6}\% - \frac{2}{3}x)$ = 40% × 2.2l
1.6l × x + 0.5l – 0.4l × x = 0.88l
1.2l × x = 0.38l -> x = 0.31666... = 31.666... % = 31 $\frac{2}{3}$ %

95) Lösung: D)
x sei die Anzahl Schienen
Folglich sind 80x die Einnahmen durch die benötigten Schienen. Die Einnahmen durch die benötigten Gipse belaufen sich auf: 135 × (125 Patienten-x). Es gilt: 80x + 135 × (125-x) = 13'410 Euro -> -55x + 16'875 Euro = 13'410 Euro -> 55x = 3465 -> x = 63 Schienen.

Serie 5 – Detaillierte Lösungswege

96) Lösung: C)
In der letzten Woche waren 105 Patienten erkrankt, was einem Prozentsatz von 35% entspricht. 100% sind demnach 105 × 100/35 = 300 Patienten. In der vierten Woche waren also 300 Patienten anwesend. Nun rechnen wir rückwärts. Von der dritten zur vierten Woche wurden 29 Betten zusätzlich belegt, das heisst, es waren zuvor 300-29 = 271 Patienten anwesend. In der zweiten Woche waren 271-18 = 253 Patienten anwesend und in der ersten Woche 253 -19= 234 Patienten. 1/6 davon, was 39 macht, waren erkrankt.

97) Lösung: A)
Es handelt sich wiederum um ein indirekt proportionales Verhältnis. Je mehr Baumaschinen zur Verfügung gestellt werden, desto schneller ist das Fundament angelegt. Zwei Baumaschinen brauchen 120 Stunden um das gesamte Fundament anzulegen. Drei Baumaschinen brauchen 5 Tage * 2/3 = 80 Stunden.

98) Lösung: D)

Gesucht ist hier das kleinste gemeinsame Vielfache der drei Zeitangaben. Also die kleinstmögliche Zahl, welche durch diese 3 Zahlen teilbar ist. Dieses Vielfache erhält man entweder durch stures Ausprobieren oder aber durch die Primfaktorzerlegung:

48 Minuten: $2 \times 2 \times 2 \times 2 \times 3 = 2^4 \times 3$

60 Minuten: $2 \times 2 \times 3 \times 5 = 2^2 \times 3 \times 5$

90 Minuten: $2 \times 3 \times 3 \times 5 = 2 \times 3^2 \times 5$

Nun multipliziert man alle Faktoren, die in mindestens einer Zerlegung vorkommen und wählt als Exponenten den jeweils grössten Wert, welcher auftaucht.

Hier also: $2^4 \times 3^2 \times 5 = 720$

99) Lösung: C)

Bei einem Salzgehalt von 15% müssen sich in 12 Litern 1.8 Liter (0.15 × 12 Liter) Salz befinden. Diese 1.8 Liter bleiben erhalten und sind neu in 9 Litern Wasser enthalten. 1.8/9 Liter ergeben einen Salzgehalt von 20%.

100) Lösung: E)

Folgende Formel gilt: $\frac{1}{R_{Ges}} = \frac{1}{R_1} + \frac{1}{R_2} + \frac{1}{R_3}$

➔ $\frac{1}{500} = \frac{1}{2000} + \frac{1}{800} + \frac{1}{R_3}$

➔ $\frac{16}{8000} = \frac{4}{8000} + \frac{10}{8000} + \frac{1}{R_3}$ -> $\frac{1}{R_3} = \frac{2}{8000}$ -> $R_3 = 4000\ Ohm$

101) Lösung: C)

Eiweissgehalt von 150 Gramm Rindfleisch: 37,5 Gramm

Davon aufgenommen als menschliches Eiweiss: 90% (90 Gramm menschliches Eiweiss / 100 Gramm tierisches) Eiweiss -> 90% von 37,5 Gramm: 33,75 Gramm

Nun rückwärts rechnen: 33,75 Gramm entsprechen 50% (50 Gramm menschliches / 100 Gramm pflanzliches Eiweiss). -> 100% sind folglich: 67,5 Gramm Eiweisse. Da Chia Samen zu 1/5 aus Eiweissen bestehen muss man also 67,5g × 5 = 337,5 Gramm Chia Samen zu sich nehmen.

102) Lösung: B)

Test 3 koste: x, dann kostet der zweite Test 3x und der erste Test 6x. Total hat man also 10x, was einem Betrag von 120 Euro entspricht. x ist somit 12 Euro. Test 2 kostet also 36 Euro

103) Lösung: A)

Die 3 Liter, die sich im Plasmaraum befinden, machen 15% des EZR aus. Das gesamte EZR hat folglich ein Volumen von 20 Litern. Das EZR enthält 1/3 des gesamten Wassers im Körper. Somit hat es 60 Liter Wasser im Körper. Diese 60 Liter machen 3/4 der Gesamtmasse aus. 4/4 sind nun 80 kg.

104) Lösung: A)

Ein 80kg schwerer Patient hat 120g körpereigenes Natrium. Nun berechnen wir, wie viel mol Natrium dies gibt. 120g geteilt durch 22.988g/mol ergibt 5.22mol. Multipliziert mit der Avogadrozahl erhält man ungefähr 3.14×10^{24} Teilchen, was Antwort A) entspricht.

105) Lösung: B)

Formel:

$$\frac{1}{totaler\ Brennwert} = \frac{1}{Brennwert\ 1} + \frac{1}{Brennwert\ 2}$$

Totaler Brennwert = $\frac{1}{16} + \frac{1}{16} = \frac{2}{16}$ -> Kehrwert = 8

106) Lösung: B)

Nicht-Raucher: 21%
Nur Zigaretten: 31%
Nur E-Zigaretten: 11%
Nur Pfeife: 21%
Zigaretten und Pfeife: 7%
E-Zigaretten und Zigaretten: 4%
Alle 3 Antwortmöglichkeiten: 2%
Total macht dies 97 %. Es fehlen demnach 3%, welche auf die gesuchten Pfeifen- und E-Zigarettenraucher fallen. Bei 500 Umfrageteilnehmern macht dies 15 Personen.

107) Lösung: C)

6 Ärzte operieren 5 Patienten in 150 Minuten.
1 Arzt operiert 5 Patienten in 6×150 Minuten.
1 Arzt operiert 1 Patient in $\frac{6 \times 150}{5}$ Minuten.
4 Ärzte operieren 1 Patient in $\frac{6 \times 150}{4 \times 5}$ Minuten.
4 Ärzte operieren 4 Patienten in $\frac{6 \times 150 \times 4}{4 \times 5}$ Minuten, also in 180 Minuten.

108) Lösung: E)

In 100 Gramm der Gesamtlösung befinden sich 1,3 Gramm Schwefel. In 34 Gramm (entspricht 34ml) befinden sich: 0,013 × 34g = 0,442 Gramm Schwefel. Die 34ml mit 0,442 Gramm Schwefel werden nun mit 300ml verdünnt. Folglich erhält man 0,442 Gramm Schwefel in 334 ml der Lösung. Pro Liter ergibt dies: 0,442×1000ml/334ml = 1,32 (gerundet). Näherungsweise kann man auch 0,442 mit 3 multiplizieren (334ml × 3 gibt ungefähr 1l).

109) Lösung: D)

Aufgepasst. Gesucht ist die Menge, die zerfallen ist. Nach 2 Tagen ist bereits 50% der Ausgangsmenge zerfallen. Somit ist Antwort D) korrekt.

110) Lösung: C)

Durch Einsetzen der Formeln erhält man folgendes:

$A = \frac{kg \times m^{-1} \times s^{-1} \times m}{m^4}$ -> $A = \frac{kg \times s^{-1}}{m^4}$ -> $A = kg \times s^{-1} \times m^{-4}$ -> Lösung C

111) Lösung: E)

Wenn B um 20% zunimmt, dann wird der Wert um den Faktor 1.2 Grösser. Da B in der Formel quadriert vorkommt, müssen wir auch den Faktor 1.2 quadrieren. Aus 1.2 wird so 1.44. A nimmt also um 44% zu.

112) Lösung: D)

In 720'000 Euro sind die Mehrwertsteuern bereits enthalten. Dies bedeutet nichts anders, als dass 720'000 Euro 120% des Netto-Preises sind. Der Nettopreis (100%) beträgt somit 720'000 Euro × 100/120 = 600'000 Euro

113) Lösung: D)
Totales Volumen: 3500ml + 1250ml + 750ml = 5500ml
Darin enthaltenes Kochsalz: 3g/l ×3.5l + 1.25x + 6g/l × 0.75l = 15g + 1.25x
Endkonzentration: 4g/l -> in 5500ml müssen 4g/l × 5.5l = 22g Kochsalz enthalten sein. Somit entfallen 22g - 15g = 7g auf die Lösung mit unbekannter Konzentration. 7g in 1.25l ergibt eine Konzentration von 5.6g/l.

114) Lösung: E)
Der Wasserraum eines durchschnittlichen Erwachsenen beträgt 50 Liter (75kg × 2/3 × 1l/kg (=Dichte von Wasser)). 1/3 davon macht der Extrazellularraum aus, also 16 2/3 Liter. 15% davon ergeben 2.5 Liter. Ein 45kg schweres Kind hat einen Wasserraum von 30 Liter. Der Extrazellularraum beinhaltet somit 10 Liter. 15% von 10 Litern ergeben 1.5 Liter.

115) Lösung: B)
Darstellung in einer Tabelle am einfachsten nachvollziehbar.

Petri-schale	Fläche nach 6 Tagen	Nach 7 Tagen	Nach 8 Tagen	Nach 9 Tagen	Nach 10 Tagen	Nach 11 Tagen	Nach 12 Tagen	Nach 14 Tagen	Nach 16 Tagen
1	1/64	2/64	4/64	8/64	16/64	32/64	64/64		
2	-	-	1/256	2/256	4/256	8/256	16/256	64/256	256/256

Die Bakterienkultur in Petrischale 2 braucht demnach 4 Tage länger (16-12 Tage) bis sie die gesamte Fläche bedeckt hat.

116) Lösung: B)
Wenn die Anzahl der Betroffenen mit keinem Symptom minimal sein soll, dann muss automatisch die Anzahl der Betroffenen mit Symptomen maximal sein. Die Symptome können sich so überschneiden, dass alle Personen Symptome aufweisen, folglich ist der gesuchte Anteil bei 0%.

117) Lösung: E)
300 Kilometer: 90km/h -> 3h20min
460 Kilometer: 100km/h -> 4h36min
150 Kilometer: 70km/h -> 2h09min
Total: 10 Stunden und 5 Minuten unterwegs -> Ankunft um 10:20 Uhr.
Polizeiwagen: 910 Kilometer: 120km/h -> 7h35min
Abfahrt um 10:20 Uhr – 7h35min = 02:45 Uhr

118) Lösung: C)
$V = a^3 = (\frac{r}{\sqrt{\pi}})^3$
r nimmt um den Faktor 1.2 zu. Folglich nimmt V um den Faktor 1.2^3 zu. 1.2^3 ergibt 1.728. Das Volumen hat also um 72.8% zugenommen.

119) Lösung: C)
Nach einer Stunde sind noch 60% vorhanden und 40% abgebaut. Dann werden von den noch vorhandenen 60% wiederum 40% abgebaut -> somit sind nach 2 Stunden noch 36% (60% - (0.4×60%) =36%) vorhanden und 64% (100%-36%) abgebaut. Nach 3 Stunden sind noch 21.6% vorhanden und 78.4% abgebaut.

120) Lösung: A)
Der Druck muss auf jeden Fall kleiner sein als 1040hPa, da er mit zunehmender Höhe abnimmt. Wenn das Volumen auf 125% des Ausgangswertes steigt, platzt der Ballon. Im Umkehrschluss bedeutet dies, dass der Druck dann um den Faktor 1.25 gesunken sein muss. 1040/1.25 ergibt: 832 hPa. (Achtung: Man kann nicht einfach einen Viertel von 1040 abziehen, da dies nicht das gleiche ist, wie wenn man einen Viertel zur Lösung dazu rechnet!!).

Serie 6 – Detaillierte Lösungswege

121) Lösung: B)
Pro Tag wächst die Kultur um 0.9 mal 11.5 Prozent = 10.35 Prozent.
Nach Tag 1 gibt es 1.1035 mal so viele Bakterien.
Nach 2 Tagen 1.2177 mal so viele.
Nach 3 Tagen 1.3437 mal so viele.
Nach 4 Tagen 1.4828 mal so viele.
Nach 5 Tagen 1.6363 mal so viele.
Nach 6 Tagen 1.8057 mal so viele.
Nach 7 Tagen 1.9925 mal so viele.
Nach 8 Tagen 2.1988 mal so viele -> verdoppelt!

122) Lösung: C)
Der Bücherwurm frisst sich durch 10 Buchdeckel und 600 Seiten. Insgesamt braucht er also 630 Minuten bzw. 37'800 Sekunden. Den ersten und letzten Buchdeckel durchfrisst er nicht laut Aufgabenstellung (er frisst sich VON Seite 1 BIS Seite 100 durch)

123) Lösung: D)
Gegeben: 7R. in 14d à 10h -> 1000 A.
Gesucht: 4R. in 20d à 8h -> ? A.
-> es handelt sich um einen zusammengesetzten Dreisatz!
Wir nähern uns Schritt für Schritt den gesuchten Angaben an. Dabei achten wir immer darauf, ob proportionale oder antiproportionale Zusammenhänge vorliegen.
7R. in 14d à 10h -> 1000 A.
4R. in 14d à 10h -> 4000/7 A.
4R. in 20d à 10h -> 80'000/98 A.
4R. in 20d à 8h -> 640'000/980 A.

640'000:980 = ~ 653

124) Lösung: B)
In 24 Stunden erhält der Patient 1800ml Infusionslösung, was 36'000 Tropfen entspricht. Pro Minute erhält der Patient also 36'000/24x60 = 36'000/1'440 = 25 Tropfen. Dies bedeutet, dass in 60 Sekunden 25 Tropfen fallen. Es fällt also alle 2.4 Sekunden ein Tropfen (60 Sekunden : 25 Tropfen pro 60 Sekunden).

125) Lösung: C)
Die erste Information zur Anzahl der an einer Koronaren Herzkrankheit erkrankten Menschen ist völlig unwichtig und nur zur Verwirrung da. 500 aus 100'000 Menschen haben einen Herzinfarkt. Bei 2/5 davon, also 200 Menschen ist mangelnde Bewegung die Ursache. Bei gehäuftem familiärem Auftreten ist die Erkrankungswahrscheinlichkeit 3-mal höher, was somit 600 erkrankende Menschen ergibt. 600 aus 100'000 Menschen macht einen Prozentsatz von 0.6 Prozent oder 6/1000 aus. Bei 6'000 Menschen mit gehäuftem familiärem Auftreten ergibt dies 36 Menschen (0.6 Prozent bzw. 6 aus 1000), bei denen die Ursache mangelnde Bewegung ist.

126) Lösung: A)
5 Millionen Erythrozyten pro Mikroliter Blut entsprechen 5 x 10^12 pro Liter. In 5 Litern ergibt dies 25 x 10^12 Erythrozyten. Nach einer Woche sind noch 22.5 x 10^12 Erythrozyten vorhanden und nach 2 Wochen noch 20.25 x 10^12 = 2.025 x 10^13.

127) Lösung: B)
Die beiden Krankheiten können gemeinsam auftreten. Wenn der Anteil der Ureinwohner, der nur an einer der beiden Krankheiten leidet, minimal sein soll, dann muss der Anteil der Ureinwohner, der an beiden Krankheiten leidet automatisch maximal sein. Die grösstmögliche Überschneidung beträgt 47%. Es bleiben 59% - 47% = 12% die nur an einer der beiden Krankheiten leiden. Wäre gefragt gewesen, wie hoch der Anteil (mit einer der beiden Krankheiten) maximal ist, so wäre die Lösung 94% gewesen (da die minimale Überschneidung = 6%).

128) Lösung: A)
Man setze für x den Wert 4 ein und erhalte folgendes:

$$y = \frac{(7x64)+(3x16)-6^2}{-2(64-12^2)} = \frac{448+48-36}{-2(64-144)} = \frac{460}{-2(-80)} = \frac{460}{160} = \frac{23}{8}$$

129) Lösung: C)
Die nachfolgende Skizze veranschaulicht die Ausgangslage. Der Gemüseverkäufer muss von Punkt eins zu Punkt zwei und geht der durchgezogenen Linie entlang. Die Frage ist nun, wie viel kürzer der gestrichelte Weg ist. Mit Hilfe des Pythagoras lässt sich berechnen, wie lange die gestrichelte Strecke ist: (6.2 x 6.2) + (3.3 x 3.3) = die gestrichelte Strecke
im Quadrat. Ausgerechnet ergibt dies: 38.44 + 10.89 = 49.33. Die Wurzel davon ergibt gut 7.
Somit hätte er 6.2 + 3.3 – 7 = 2.5 Kilometer einsparen können.

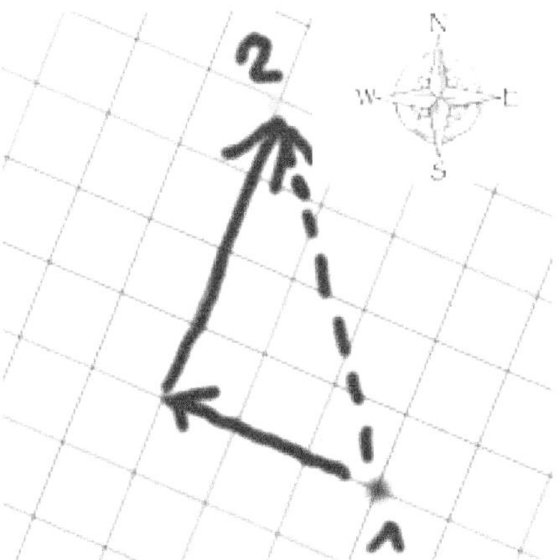

130) Lösung: B)
Sobald der Erreger also eine Fläche von 3 Quadratmetern bedeckt, sinkt die Vermehrungsrate auf 7.5%. Dies ist aber erst in den letzten 10 Sekunden der Fall, denn nach 40 Sekunden ist die Fläche noch knapp unter 3 Quadratmetern und somit die Vermehrungsrate für die nächsten 10 Sekunden noch bei 10%.

Vergangene Zeit (in s)	Bedeckte Flache (in m^2)	Vermehrungsrate
0	2	10%
10	2.2	10%
20	2.42	10%
30	2.662	10%
40	2.928	10%
50	3.221	10%
60	3.463	7.5%

131) Lösung: D)

Bei körperlicher Anstrengung durchströmt genauso viel Blut das Gehirn wie im Ruhezustand und zwar 120ml/1.5 = 80ml pro Sekunde. Pro Minute sind dies 4'800ml. 15% davon durchströmen das Gehirn: 0.15 x 4'800ml = 720ml pro Minute. Pro Minute und Gramm durchströmen 0.4ml Blut das Gehirn. Das Gehirn hat folglich eine Masse von 720ml/0.4ml pro Gramm = 1'800 Gramm.

132) Lösung: C)

Man könnte nun eine Tabelle erstellen und täglich notieren, wie die Flüssigkeitsbilanz aussieht oder man rechnet es wie folgt aus:
Zu Beginn nimmt die Patientin 1'500ml + 1'800ml = 3'300ml Flüssigkeit auf. Sie scheidet 1'300ml aus, was bedeutet, dass sie täglich 2000ml im Plus ist. Nun werden die beiden Massnahmen getroffen und die bisher positive Bilanz schrumpft täglich um 180ml + 150ml = 330ml. Nach 2000ml/330ml = 6.06 Tagen ist die Bilanz erstmals ausgeglichen. Dies bedeutet, dass nach 7 Tagen zum ersten Mal mehr ausgeschieden wird als aufgenommen (Nach 6 Tagen noch nicht, da die Bilanz noch 20ml im Plus ist). Anbei noch eine Tabelle zur Übersicht:

	Startwert	Nach 1 Tag	Nach 2 Tagen	Nach 3 Tagen	Nach 4 Tagen	Nach 5 Tagen	Nach 6 Tagen	Nach 7 Tagen
Infusion	1500	1320	1140	960	780	600	420	240
Trinken	1800	1800	1800	1800	1800	1800	1800	1800
Ausscheiden	-1300	-1450	-1600	-1750	-1900	-2050	-2200	-2350
Total (in ml)	2000	1670l	1340	1010	680	350	20	-310

133) Lösung: D)

Im Preis sind die MWST <u>nicht</u> enthalten! Die 1'851'851.85 Schweizer Franken entsprechen folglich 100%. 108% ergeben dann 1'851'851.85.- x 1.08 = 2'000'000.- Mit 4% Rabatt bleiben noch 1'920'000.-
2/3 davon, also 1'280'000 zahlt der Radiologe selbst.

134) Lösung: E)

$$\frac{\frac{3}{4}\,x\left(\frac{2}{3}\right)^2 - C}{\left(1\,\frac{4}{5}\right)^{-1}} = \left(1\,\frac{7}{9}\right)^{-\frac{1}{2}} \rightarrow \frac{\frac{3}{4}\,x\,\frac{4}{9} - C}{\left(\frac{9}{5}\right)^{-1}} = \left(\frac{16}{9}\right)^{-\frac{1}{2}} \rightarrow \frac{\frac{12}{36} - C}{\frac{5}{9}} = \frac{1}{\sqrt{\frac{16}{9}}} = \frac{1}{\frac{4}{3}} = \frac{3}{4}$$

$$\left(\frac{1}{3} - C\right)x\frac{9}{5} = \frac{9}{15} - \frac{9}{5}C = \frac{9}{15} - \frac{27C}{15} = \frac{3}{4}$$

$$9 - 27C = \frac{45}{4} \rightarrow 36 - 108C = 45 \rightarrow -108C = 9 \rightarrow C = \frac{-9}{108} = \frac{-1}{12}$$

135) Lösung: D)

Zum Zeitpunkt 0 nahm sie 60mg der Substanz auf. 24 Minuten später nahm sie nochmals 22.5mg auf. Nach 40 Minuten sind noch 7.5mg vorhanden. Man könnte nun die biologische Halbwertszeit durch komplizierte Formeln mit mehreren Variablen berechnen, dies würde jedoch viel zu viel Zeit in Anspruch nehmen. Durch Ausprobieren gelangen wir viel schneller ans Ziel. Nimmt man 2 Minuten, so merkt man beispielsweise, dass viel zu wenig Substanz vorhanden ist. Erst bei 8 Minuten geht alles auf. Dies sähe wie folgt aus:

	$1T_{1/2}$	$2T_{1/2}$	$3T_{1/2}$	$4T_{1/2}$	$5T_{1/2}$	$6T_{1/2}$	$10T_{1/2}$	$12T_{1/2}$	$20T_{1/2}$
2min	30mg	15mg	7.5mg	3.75mg	1.88mg	0.94mg		0.01mg + 22.5mg	**0.09mg**
4min	30mg	15mg	7.5mg	3.75mg	1.88mg	0.94mg + 22.5mg	**1.46mg**		
6min	30mg	15mg	7.5mg	3.75mg + 22.5mg	13.13mg	**6.56mg**			
8min	30mg	15mg	7.5mg + 22.5mg	15mg	**7.5mg**				
10min	30mg	15mg	18.75mg	**9.38mg**					

136) Lösung: C)

Es empfiehlt sich eine Tabelle zu erstellen. Nach 20 Minuten sind beide Bestände gleich gross. Die Frage ist jedoch, wann sich das Verhältnis umgekehrt hat, sprich wann der Bestand von Bakterienstamm B viermal so gross ist wie derjenige von A. Im Text steht explizit geschrieben, dass sich die Bakterien in gewissen Intervallen teilen, das heisst, dass sie sich genau nach dieser vergangenen Zeitspanne geteilt haben. Zwischen zwei Zeitspannen gibt es demnach immer noch gleich viele Bakterien wie zum früheren der beiden Zeitpunkte der Zeitspanne. So gibt es beispielsweise nach 5 Minuten immer noch 4x Bakterien des Stammes A, da die Bakterien sich erst nach 10 Minuten geteilt haben. Nach 35 Minuten gibt es von Bakterienstamm A 32x Bakterien und von Stamm B 128x Bakterien, also viermal mehr.

	0	5	10	15	20	25	30	35	40
A	4x	4x	8x	8x	16x	16x	32x	32x	64x
B	x	2x	4x	8x	16x	32x	64x	128x	256x

137) Lösung: E)

Erreger A: Bei 55% abgetötet und bei 45% nicht abgetötet.
Erreger B: Bei 30% abgetötet und bei 70% nicht abgetötet.

Aussage I: Hier sind die Werte 45% (nicht 55%!) und 70% entscheidend. Der Krankheitserreger darf nämlich nicht abgetötet worden sein. Die minimale Schnittmenge davon ist 15% und nicht 25%, womit die Aussage falsch ist.

Aussage II: Hier sind die Werte 55% und 30% entscheidend. Der Erreger muss abgetötet worden sein, damit die Häftlinge geheilt sind. Die maximale Schnittmenge beträgt 30%. Die Aussage ist korrekt.

Aussage III: Hier sind die Werte 45% und 70% entscheidend. Die maximale Schnittmenge beträgt 15% und die restlichen 85% fallen dann auf die anderen beiden Krankheiten. Die Aussage ist korrekt.

138) Lösung: D)

Jedes Jahr erkrankt ein Viertel aller nicht immunen Personen an der Pest. Von diesem Viertel wird dann wiederum ein Viertel gegen die Pest immun, womit im Folgejahr weniger Personen (1/16 weniger) an der Pest erkranken können.

1. Jahr: 640'000 Personen -> 160'000 Erkrankte -> 40'000 immun
2. Jahr: 600'000 Personen -> 150'000 Erkrankte -> 37'500 immun
3. Jahr: 562'500 Personen -> 140'625 Erkrankte -> 35'156.25 immun

Innerhalb von 3 Jahren gibt es also 160'000 + 150'000 + 140'625 = 450'625 Erkrankungen, womit die Lösung D korrekt ist.

139) Lösung: A)

Die minimale Überschneidung zwischen den unter 60 Jahre alten Personen und den Personen mit arterieller Hypertonie beträgt 60% (die maximale würde 70% betragen). Schlaganfälle sind bei 25% auf Hirnblutungen zurückzuführen. Somit sind Hirnblutungen bei 25% von 60% = 15% der unter 60-jährigen Personen mit arterieller Hypertonie der Auslöser des Schlaganfalls.

140) Lösung: B)

Pro Stunde entfernen sich die beiden Krankenwagen 80km + 60km = 140km voneinander. In 15 Minuten entfernen sie sich folglich 140/4km = 35km voneinander. Danach für 30 Minuten noch mit 80km + 14/15 von 60km = 80km + 56km = 136km pro Stunde. In 30 Minuten macht dies 136/2 = 68km. Insgesamt sind sie nach 45 Minuten also 35km + 68km = 103km voneinander entfernt.
Man hätte es auch separat wie folgt ausrechnen können:
Krankenwagen 1: 80km/h für 45min -> 60km
Krankenwagen 2: 60km/h für 15min und 56km/h für 30min -> 15km + 28km = 43km
Total: 60km + 43km = 103km

141) Lösung: D)

3 Packungen Babypuder à 50 Gramm ergeben 150 Gramm Babypuder. Von der anderen Creme benötigt man doppelt so viel (-> Verhältnis 2:1), also 300 Gramm, was ebenfalls 3 Packungen (à 100 Gramm) des Pulvers ergibt. Folgende Kosten fallen also an:
3 Packungen Babypuder (Packung 2 + 3 kosten je 4 AED weniger): 76 + 72 + 72 = 220 AED -> 220/3.8 = 57.90 CHF
3 Packungen Pulver (10% Rabatt): 3 • 4650 • 0.9 = 12'555 RUP -> 12'555/155 = 81 CHF. Insgesamt hat der Tourist also 57.90 + 81.00 = 138.90 CHF ausgegeben für 450 Gramm. Pro Anwendung benötigt man 15 Gramm, somit reicht die gesamte Menge für 450/15 = 30 Anwendungen. Pro Anwendung ergibt dies einen Preis von 138.9/30 = 4.63 CHF.

142) Lösung: B)

Es sind 50 Senioren mit einem Augeninnendruck von durchschnittlich 26hPa. Folglich beträgt die Summe aller Augeninnendrucke 26hPa • 50 = 1'300. Nun ziehen wir 75hPa ab und erhalten als Summe 1'225 für 49 Senioren. Es ergibt sich ein neuer Schnitt von 1'225/49= 25hPa. Dies ergibt eine prozentuale Abnahme von (1-(25/26)) • 100= (1-0.9615) • 100 = 0.0385 • 100 = 3.85%

143) Lösung: E)

$$\frac{a\,x\,b}{c} = k = d\,x\,e$$

$$e = \frac{f}{g}$$

Gesucht: $g = \frac{f}{e} = \frac{f}{\frac{k}{d}} = \frac{f}{\frac{\frac{axb}{c}}{d}} = \frac{f}{\frac{axb}{cxd}} = \frac{cxdxf}{axb}$ -> E)

144) Lösung: D)

Zeitpunkt	Gift
0 Stunden	100mg
1 Stunde	95mg (100x0.95)
2 Stunden	90.25mg (95x0.95)
3 Stunden	72.2mg (90.25x0.8)

Nach 3 Stunden sind im Känguru noch 72.2mg Gift vorhanden. Daraufhin grilliert der Wilderer das Känguru, wobei 4mg Gift verloren gehen. Es verbleiben also noch 67.2mg Gift. Davon nimmt der Wilderer 60% auf, was 40.92mg Gift ergibt. 110mg Gift reichen aus, um 100 Menschen zu töten, folglich braucht es 1.1mg Gift um einen Menschen zu töten. 40.92mg Gift kann also 37.2 Menschen (40.92/1.1) töten.

Serie 7 – Detaillierte Lösungswege

145) Lösung: B)

Der Patient erhält 260mg des Medikaments. Pro Kilogramm Körpergewicht (ohne Körperfettanteil) erhält er 4mg, das heisst, dass der Patient ohne Körperfettanteil ein Gewicht von 260mg/4mg = 65kg hat. Die Differenz zwischen 75 und 65 fällt auf den Fettanteil. 10kg von insgesamt 75kg ergeben 10/75 oder 13.33 Prozent.

146) Lösung: A)

0.5% aus 600'000 Bienen sind 3'000 Bienen. 0.1% dieser 3'000 Bienen, also 3 Bienen sterben nach einem Jahr.

147) Lösung: C)

Durch Einsetzen erhält man folgendes:

Situation 1 : $M = 2P \cdot \frac{1c}{d} \cdot$ A = 2M

Situation 2 : $M = 4P \cdot \frac{4c}{2d} \cdot$ A = 8M

Somit ist die Transportrate in der zweiten Situation 4 Mal grösser als in der ersten. Beachte: Gefragt sind die Konzentrationsunterschiede (also 2c-1c respektive 5c-1c).

148) Lösung: B)

Bei dieser Aufgabe ist die beste Möglichkeit, einfach die gegebenen Antworten heranzuziehen und zu testen, ob der verlangte Kilopreis erreicht wird. Für die korrekte Lösung B sieht dies so aus:

Preis: 3 + 5 + 6 = 14

Gewicht: 3 + 2 + 2 = 7

7 Mal einen Preis von 2.- pro Kilogramm gibt 14.

149) Lösung: D)

Gesucht ist v2. Wir lösen die Gleichung auf und erhalten v2 = (a1·v1)/a2
Bevor wir jedoch die Werte einsetzen können, müssen wir noch die Querschnittsfläche berechnen aus den gegebenen Querschnittsradien. Dabei unbedingt in Metern rechnen, damit nicht verschiedene Einheiten vorkommen!
Fläche a1 = r^2 · Pi = 0.05^2 · Pi = 0.0075m
Fläche a2 = r^2 · Pi = 0.01^2 · Pi = 0.0003m
(für Pi haben wir näherungsweise 3 genommen. Wenn die Resultate nicht extrem nahe bei einander liegen ist dies unproblematisch und spart einiges an Zeit).

Dann erst können wir einsetzen in die Formel:
v2 = (0.0075m · 0.1 m/s)/0.0003m = 0.00075/0.0003 m/s = 75/30 m/s = 2.5 m/s

150) Lösung: B)

Zuerst müssen wir das Volumen des Titandioxids berechnen, damit wir danach den Volumenanteil berechnen können.
Die Formel für die Dichte lautet: Dichte = Masse pro Volumen
Somit folgt: Volumen = Masse pro Dichte = 416.5 Gramm geteilt durch 4.25 Gramm pro Kubikzentimeter = 98 Kubikzentimeter = 98 Milliliter.
Wer die Formel für die Dichte nicht im Kopf hat, kann auch immer auf die Einheiten achten und schauen, dass die gewünschte Einheit (hier Kubikzentimeter) aus den gegebenen Einheiten entsteht.
Der Volumenanteil beträgt dann 98ml/450ml = 21.78%

151) Lösung: A)

Wir berechnen zuerst den Massenanteil. Insgesamt hat man 6.5kg an Lösungsgemisch. Wie viel Schwefelsäure hat es darin? 40% aus 2.5kg plus 75% aus 4kg gibt 1kg plus 3kg, also 4kg. Dies gibt einen Massenanteil von 4kg/6.5kg = ~61.5%. Wenn man nun nochmals 6.5 Liter Wasser hinzugibt, dann wird die Lösung verdünnt und zwar um den Faktor 2. Der Massenanteil halbiert sich also und beträgt neu ~30.75%.

152) Lösung: D)

Die vergangene Zeitspanne im Quadrat ist proportional zur Distanz d. Die Proportionalität ergibt sich aus der Tatsache, dass das Quadrat der Zeit immer dem Doppelten der Distanz d entspricht. Also 1 im Quadrat ist doppelt so gross wie 0.5, 2 im Quadrat ist doppelt so gross wie 2 etc.

153) Lösung: B)

Wie man der originalgetreuen Abbildung entnehmen kann, sind im Messzylinder 25 Milliliter der unbekannten Flüssigkeit vorhanden. Die Masse der Flüssigkeit beträgt 162.75 Gramm – 140 Gramm = 22.75 Gramm. Aus diesen beiden Angaben lässt sich die Dichte berechnen. Die Dichte hat die Einheit Gramm pro Kubikzentimeter. Praktischerweise entspricht 1
Kubikzentimeter einem Milliliter, sodass man da nichts umrechnen muss. Um auf Gramm pro Kubikzentimeter zu kommen, muss man also die Masse geteilt durch das Volumen rechnen. 22.75 Gramm geteilt durch 25 Milliliter ergibt 0.91 Gramm pro Kubikzentimeter, was für Öl zutrifft. Um welche Flüssigkeit handelt es sich?

154) Lösung: A)

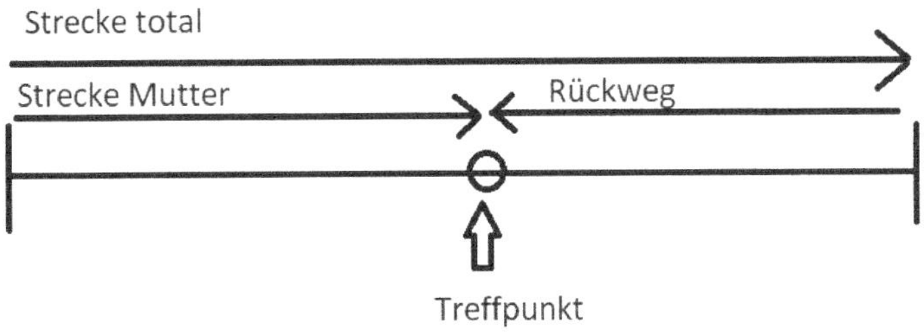

Gesucht ist die vergangene Zeit. Die Mutter legt in dieser Zeit die Strecke S_M zurück. Der Vater legt die Gesamtstrecke S_G von 2km zurück plus den Rückweg S_R. Der Rückweg S_R entspricht der Gesamtstrecke minus der Strecke, welche die Mutter zurücklegt. Es gilt also: $S_R = S_G - S_M$. Der Vater legt also die Strecke $S_G + S_R = S_G + S_G - S_M = 2S_G - S_M$ zurück. Die Geschwindigkeit des Vaters beträgt konstante 12km/h, weswegen gilt: $s_v = v_v \cdot t$. Eingesetzt ergibt dies: $2S_G - S_M = v_v \cdot t$.
Die Strecke der Mutter S_M lässt sich berechnen mit: $S_M = v_m \cdot t$. Wir haben nun zwei Gleichungen mit nur noch einer Unbekannten t. Um t zu bestimmen setzen wir $S_M = v_m \cdot t$ für S_M in der ersten Gleichung ein. Wir bekommen:

$2S_G - (v_m \cdot t) = v_v \cdot t$

$2S_G = v_v \cdot t + v_m \cdot t = t \cdot (v_v + v_m)$

-> $t = \frac{2S_G}{v_v + v_m} = \frac{4\text{km}}{12\text{km/h} + 6\text{km/h}} = \frac{4\text{km}}{18\text{km/h}} = \frac{4000\text{m}}{5\text{m/s}} = 800\text{s}$

155) Lösung: A)

$v = a \cdot t$ und im freien Fall: $v = g \cdot t$

$s = ½ \cdot g \cdot t^2$

Gesucht ist die Strecke s (= Höhe). Gegeben sind g und v. Da v nicht in der Formel vorkommt und wir zudem t auch nicht kennen, müssen wir die Gleichung $v = g \cdot t$ nach t auflösen. Es resultiert: $t = v/g$. Eingesetzt in die Formel $s = ½ \cdot g \cdot t^2$ erhält man: $s = ½ \cdot g \cdot (\frac{v}{g})^2 = ½ \cdot 10 \cdot (\frac{7}{10})^2 = \sim 2.5$ Meter.

156) Lösung: C)

A = Massenzahl = Masse des Atomkerns = Anzahl Protonen + Neutronen
B = Ordnungszahl = Anzahl Protonen = Anzahl Elektronen
-> Anzahl Neutronen = Massenzahl – Ordnungszahl = A – B = 18.

157) Lösung: C)

Anzahl Tiere	Anzahl Beine
Schweine: x	Schweine: 4x
Hühner: 24-x	Hühner: 2(24-x)

Es gilt: Anzahl Hühnerbeine = Anzahl Schweinebeine + 6.
Also: 2(24-x) = 4x + 8 -> 48-2x = 4x + 6 -> 42 = 6x -> x = 7. Es hat also 7 Schweine

158) Lösung: B)

Die Aufgabe ist einfacher, als man zuerst vielleicht denkt. Stellt man sich die Kräfte bildlich vor, so merkt man, dass sie im rechten Winkel zueinanderstehen. Die resultierende Kraft führt nach Osten weg. Man kann sich nun ein Rechteck vorstellen, bei dem die resultierende Gesamtkraft der Diagonalen des Rechtecks entspricht. Mit Hilfe des Satz von Pythagoras kann man die gesuchte Grösse ganz einfach bestimmen:

$F_{res} = \sqrt{5^2 + 12^2} = \sqrt{25 + 144} = 13$ Kilonewton

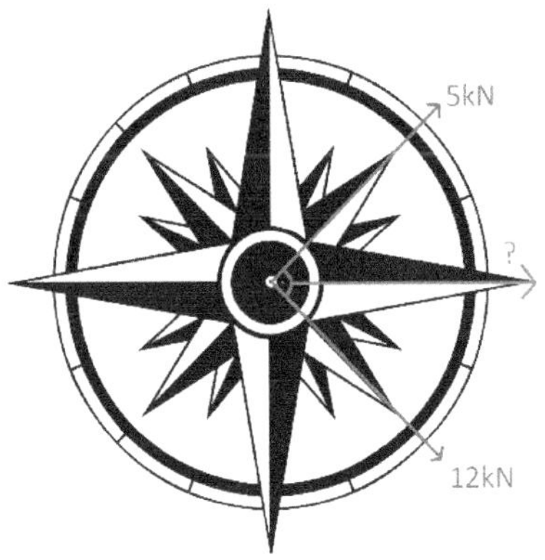

159) Lösung: A)

Am einfachsten ist es, wenn wir eine Gleichung aufstellen:
Der Preis einer Schraube sei x. Dann gilt: 70x – 75 Cent = 60x + 25 Cent. 10x geben also 100 Cent -> x = 10 Cent. Somit hat der Handwerker 700-75 bzw. 600 + 25 =625 Cent bei sich.

160) Lösung: E)

750 Milliliter Wasser ergeben bei einer Dichte von 1 Gramm pro Kubikzentimeter genau 750 Gramm Wasser. Das Glas an sich hat demnach eine Masse von 1.35kg-0.75kg = 0.6kg bzw. 600 Gramm. Bei einer Dichte von 2.5 Gramm pro Kubikzentimeter ergibt dies 240 Kubikzentimeter, was 240 Millilitern bzw. 0.24 Liter Wasser entspricht.

161) Lösung: E)

Bilirubin hat eine molare Masse von 584g/mol (33·12 + 36·1 + 4·14 + 6·16). Im Blut beträgt die Bilirubin Konzentration 5mmol/l bzw. 0.005mol/l. In einem Liter hat es also 0.005 mol oder 584g/mol·0.005mol = 2.92 Gramm. Somit hat es in 100 Milliliter 0.292 Gramm oder 292 Milligramm.

162) Lösung: D)

Zuerst berechnen wir, wie gross die Last um 8 Uhr ist. Gegeben ist das Volumen V, die Erdbeschleunigung g, sowie die Dichte von Schnee. Aus der Dichte und dem Schneevolumen kann man die Masse des Schnees berechnen. Masse m = Dichte mal Volumen = $0.2g/cm^3$ · (120 Meter x 50 Meter x 2 Meter) = $200kg/m^3$ · 12'000 m^3= 2'400'000 Kilogramm. Multipliziert man diese 2'400'000 Kilogramm mit der Erdbeschleunigung g so erhält man eine Last von 24 Meganewton. Es fehlen also noch 28.2 – 24 = 4.2 Meganewton an Last bis zum Einsturz. Teilt man diese 4.2 Meganewton durch die Erdbeschleunigung g so erhält man die Masse des zusätzlichen Schnees der benötigt wird bis zum Einsturz. Sie beträgt 420'000kg. Anhand der Dichte des Schnees lässt sich das Volumen berechnen. Es beträgt 420'000kg geteilt durch $200kg/m^3$= 2'100m^3. Die Höhe der zusätzlich gefallenen Schneedecke beträgt folglich 2'100/(120·50) = 0.35 Meter. Weil es pro Stunde 5cm schneit, wird das Dach 7 Stunden später um 15 Uhr einstürzen.

163) Lösung: E)

Gesucht ist der Anteil falsch positiver Befunde, also der Anteil aller Patienten, die den Befund Oberbauchschmerzen zwar haben (und somit laut Test auch einen Verschlussikterus haben sollten), jedoch keinen Verschlussikterus haben. Es ist hilfreich, eine Tabelle zu erstellen. Man erkennt dann viel besser, dass bei 37.5% (45/120) ein falsch positiver Befund vorliegt.

	Ikterus	Kein Ikterus	
Befund positiv	75	45	120
Befund negativ	25	55	80
	100	100	200

164) Lösung: C)

Durch Einsetzen in die Formel erhält man folgendes:

$$Membranpotential\ V_m = -61mV \cdot ln\frac{2 \cdot 50 + 3 \cdot 70 + 5 \cdot 100}{2 \cdot 1.5 + 3 \cdot 1.5 + 5 \cdot 0.5}$$

$$= -61mV \cdot \ln\frac{100 + 210 + 500}{3 + 4.5 + 2.5} = -61mV \cdot \ln\frac{810}{10} = -61mV \cdot \ln 81$$

Aufgepasst: Die Konzentration der Chloridionen fliesst umgekehrt in den Bruch ein (innen vs. aussen).

Nun muss man herausfinden, wie viel ln81 gibt. Gegeben ist, dass, falls e^y= x, so gilt: ln(x) = y. In unserem Beispiel bedeutet dies: ln(81) = y und e^y= 81. Unter der Annahme, dass e=3, kommen wir zu: 3^y= 81. y muss also 4 sein und die Endlösung folglich -244mV.

165) Lösung: E)

Gewinne laut seinen Versprechungen:
Firma A: aus 20% seines Kapitals macht er 22%
Firma B: aus 10% seines Kapitals macht er 10.7%
Firma C: aus 15% seines Kapitals macht er 15.75%
Fonds 1: aus 25% seines Kapitals macht er 27%
Fonds 2: aus 20% seines Kapitals macht er 23%
Fonds 3: aus 10% seines Kapitals macht er 10.9%

Total: 22% + 10.7% + 15.75% + 27% + 23% + 10.9% =109.35%

Bessere Aufteilung (mit grösstem Anteil in Option mit bester Gewinnaussicht) und resultierende Gewinne:

Firma A: 20% seines Kapitals -> 22%
Firma B: 10% seines Kapitals -> 10.7%
Firma C: 10% seines Kapitals -> 10.5%
Fonds 1: 15% seines Kapitals -> 16.2%
Fonds 2: 25% seines Kapitals -> 28.75%
Fonds 3: 20% seines Kapitals -> 21.8%

Total: 109.95% -> 109.95/109.35 = 1.055, also 0.55% mehr!

166) Lösung: C)

Um den Lösungsweg möglichst einfach zu halten, betrachten wir das langsamere Polizeiauto als ruhend. Der Krankenwagen überholt das Polizeiauto mit einer relativen Geschwindigkeit von 18km/h bzw. 5m/s. Der Krankenwagen muss 20 Meter zurücklegen bis er direkt hinter dem Polizeiauto ist, weitere 5 Meter um auf gleicher Höhe zu sein, zusätzlich weitere 20 Meter plus 5 Meter, damit der Abstand auch nach dem Überholvorgang 20 Meter beträgt (würde der Krankenwagen am Ende nur 20 anstatt 25 Meter fahren, so wäre der Abstand nur 15 Meter, da beide aus der gleichen Position starten und der Abstand erst ab 5 Metern entsteht.). Insgesamt muss der Krankenwagen also 50 Meter zurücklegen. Bei einer Geschwindigkeit von 5m/s benötigt er dafür 10 Sekunden. Gefragt ist nun die zurückgelegte Strecke in diesen 10 Sekunden. Hierzu nehmen wir wieder die wirkliche Geschwindigkeit von 140km/h = 38.89m/s. In 10 Sekunden fährt der Krankenwagen 389 Meter.

167) Lösung: D)

Die Aufgabe ist an sich gar nicht so schwer. Wenn Wasser verdunstet, so verändert sich der Wasseranteil. Der Nichtwasseranteil bleibt jedoch unverändert. Zu Beginn sind 10% an Nichtwasseranteil vorhanden, also 50 Gramm. Diese 50 Gramm sind auch am Ende noch vorhanden, mit dem Unterschied, dass diese 50 Gramm nun 20% ausmachen. Das neue Gewicht der Gurke beträgt also 5 mal 50 Gramm = 250 Gramm.

168) Lösung: B)
Wir berechnen zuerst mit der Formel die benötigte Ladung Q: Q = 10 Mikrofarad pro Quadratzentimeter · 0.1 Volt = 10 · 10^{-6} Farad pro Quadratzentimeter · 0.1 Volt = 10^{-6} Coulomb pro Quadratzentimeter
Die Membran hat eine Fläche von 2 Quadratzentimetern, die benötigte Ladung ist folglich 2 · 10^{-6} Coulomb. Gesucht sind die Anzahl Ionen. Um diese Anzahl zu bekommen benötigen wir die gegebene Konstante. Selbst ohne Vorwissen ist es uns möglich, auf die Anzahl mol zu kommen, indem wir die Einheiten betrachten. Um mol zu bekommen, müssen wir die Ladung Q (Coulomb) durch die Faraday-Konstante (Coulomb/mol) teilen, denn:

$$\frac{Coulomb}{\frac{Coulomb}{mol}} = mol$$

(mit dem Kehrwert multiplizieren). Wir erhalten 2.07 · 10^{-11} mol.

Serie 8 – Detaillierte Lösungswege

169) Lösung: C)
Solche Aufgabentypen kann man immer mit einer einfachen Gleichung lösen. Es sei x die Anzahl der Kinder der Gruppe.
Anzahl Mädchen + 5 = 3/7 aller Kinder, also $\frac{x}{4} + 5 = \frac{3}{7}x$. Gleichnamig machen:
$\frac{7x}{28} + \frac{140}{28} = \frac{12x}{28} \rightarrow 140 = 5x \rightarrow x = 28$. Davon sind 4/7 Jungen, also 16.

170) Lösung: C)
Bevor wir die Masse des gefallenen Regens berechnen können, müssen wir das Volumen berechnen. Wenn bei einer Fläche von 7.5 Quadratmetern 5mm Regen fallen, dann steigt der Pegel 5mm an. Das zusätzliche Volumen beträgt dann 7.5 Quadratmeter · 0.005 Meter = 0.0375 Kubikmeter = 37.5 Kubikdezimeter. Bei einer Dichte von 998 Gramm pro Kubikdezimeter gibt dies 37'425 Gramm oder 37.425 Kilogramm.

171) Lösung: B)

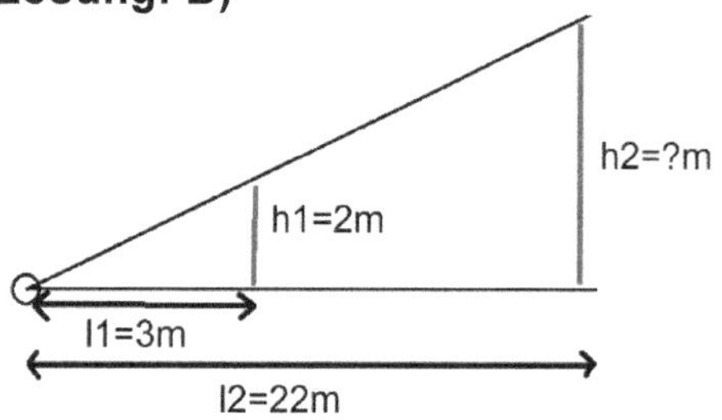

Das Verhältnis von l1 zu h1 ist dasselbe wie das Verhältnis von l2 zu h2. Es gilt also: 3 zu 2 ist gleich 22 zu?
h2 ist somit 22/(3/2) = 14.67 Meter.

172) Lösung: A)
Um die frei werdenden Energie zu berechnen, müssen wir zuerst die Energie der zweiten und dritten Schale berechnen, damit wir wissen, wie viel die Differenz ist.
$E_3 = \frac{-13.6eV}{3^2}$ = -1.51eV und $E_2 = \frac{-13.6eV}{2^2}$ = -3.4eV. Es folgt: $E_3 - E_2$ = -1.51eV – (-3.4eV) = -1.51eV + 3.4eV = 1.89eV. Diesen Wert müssen wir mit $1.6 \cdot 10^{-19}$ multiplizieren, damit wir die gesuchte Energie in Joule erhalten: 1.89eV · $1.6 \cdot 10^{-19}$ = $3 \cdot 10^{-19}$ Joule.

173) Lösung: C)
Der tatsächliche CRP-Wert des ersten Patienten betrage 100%. Der vertauschte Wert beträgt dann **um** 400% mehr, ist also 5 Mal höher -> 500%. Nun werden die Werte durch das Antibiotika **auf** 75% gesenkt. Der tatsächliche Wert beträgt 75% und der falsche Wert 375%. Der falsche Wert ist also 5 Mal höher bzw. um 400% höher.

174) Lösung: D)
Energie mal Zeit (Js) ist keine Form von Energie. Energie pro Zeit wäre eine Leistung und Leistung mal Zeit eine Energieform. Die Antworten II-IV sind alles Formen von Energie. Zu II: Spannung mal Stromstärke mal Zeit = U·I·t -> ist E = U·I·t? –Ja, denn U·I = P woraus folgt: E = P·t (dritte Formel). Zu III: Leistung mal Zeit = Energie. Zu IV: Kraft mal Weg ist ebenfalls eine Energie (erste Formel).

175) Lösung: D)
Die Lösung, welche entstehen soll, beinhaltet 60ml des gelösten Stoffes. Es sind in der bereit stehenden Lösung bereits 40ml des gelösten Stoffes vorhanden. Es fehlen demnach noch 20ml. Das Volumen, welches fehlt, beträgt 420ml-200ml = 220ml. Die gesuchte Lösung enthält also 20ml des gelösten Stoffes in 220ml. Es gibt demnach 20ml gelösten Stoff und 200ml Wasser. Dies ergibt ein Verhältnis von 1 zu 10.

176) Lösung: B)
Es dauert normalerweise 24 Minuten und die Durchschnittsgeschwindigkeit beträgt 15km/h. Die Distanz beträgt demnach 6km. In 6 Minuten kommt das Boot 1.5km. Während 15 Minuten wird mit 3km/h gerudert, die zurückgelegte Distanz beträgt da 0.75km. Es wird 2 Minuten pausiert. Danach werden die restlichen 6km-1.5km-0.75km=3.75km mit einer Geschwindigkeit von 15km/h zurückgelegt, was 15 Minuten dauert. Insgesamt verstreichen also 6 Minuten + 15 Minuten + 2 Minuten + 15 Minuten = 38 Minuten.

177) Lösung: D)
Früher:
27 Stufen à 16cm = 432cm Höhe
? Stufen à 20cm = 1360cm Höhe ->68 Stufen
Total: 27 Stufen + 68 Stufen = 95 Stufen
Neu:
? Stufen à 18cm = 432cm Höhe -> 24 Stufen
80 Stufen à 17cm = 1360cm Höhe
Total: 24 Stufen + 80 Stufen = 104 Stufen
Zunahme: 104/95 = 1.0947 = ~9.5%

178) Lösung: C)
1 Virus setzt 14 weitere Viren frei. Diese 14 setzen wiederum je 14 frei, sodass es nach 40 Minuten 196 Viren gibt. Nach 60 Minuten haben diese 196 Viren wiederum je 14 freigesetzt, was 2744 Viren gibt.

179) Lösung: D)
100 · 1.2 = 120 und 4.5 · 1.2 = 5.4 -> proportional
120 · 1.5 = 180 und 5.4 · 1.5 = 8.1 -> proportional
180 · 7/6 = 210 und 8.1 · 7/6 = 9.45 -> nicht proportional
120 · 2 = 240 und 5.4 · 2 = 10.8 -> proportional

180) Lösung: A)
September (30) + Oktober (31) + November (30) haben zusammen 91 Tage. Wenn es 13 Sonnentage mehr gab als Regentage, so gab es 39 Regentage und 52 Sonnentage.
September: 5 Regentage und 25 Sonnentage
November: 20 Regentage und 10 Sonnentage
Im Oktober gab es folglich 52-25-10= 17 Sonnentage.

181) Lösung: E)

Es gilt: $\frac{1}{Fges} = \frac{1}{f1} + \frac{1}{f2} = D$

$\frac{1}{Fges} = \frac{1}{0.25m} + \frac{1}{0.25m} = D = 8m^{-1}$

Gesamtbrechkraft = 8 + 2 = $10m^{-1}$

182) Lösung: A)

Der Zuckergehalt bleibt absolut gesehen immer gleich gross, nur das Wasser verdampft! Es sind 15% von 12kg = 1.8 Kilogramm Zucker enthalten. Nachdem 4 Kilogramm an Wasser verdampft sind, liegen noch 8 Kilogramm an Lösung vor. Davon sind 1.8 Kilogramm Zucker. 1.8 Kilogramm aus 8 Kilogramm macht einen Anteil von 22.5%.

183) Lösung: D)

Wir setzen die neuen Werte ein und ignorieren die nicht relevanten Werte:

$$Q = \frac{2^4}{1} \cdot \frac{1/4}{1/2} = \frac{16/4}{1/2} = \frac{4}{0.5} = 8$$

Der neue Wert ist also 8-mal grösser als der alte. Somit steigt der Durchfluss um 700% an auf 800%.

184) Lösung: E)

1. $a^2 = w^2 + x^2$
2. $b^2 = x^2 + y^2$
3. $c^2 = y^2 + z^2$
4. $d^2 = w^2 + z^2$

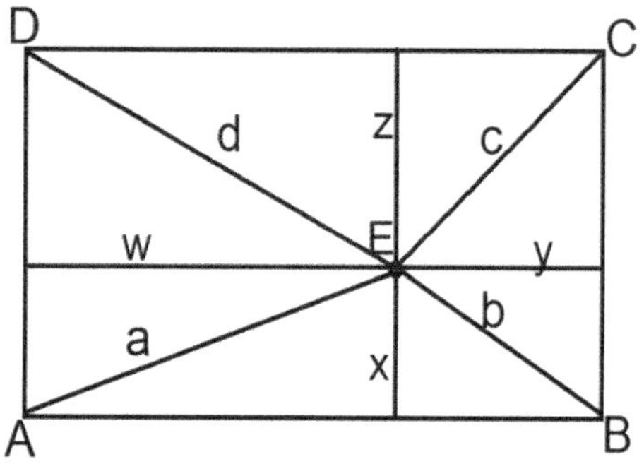

1. + 3.: $a^2 + c^2 = w^2 + x^2 + y^2 + z^2$

-> $a^2 + c^2 = x^2 + y^2 + z^2 + w^2$

-> $a^2 + c^2 = \quad b^2 \quad + \quad d^2$

-> $a^2 + c^2 - b^2 = d^2$

-> $d^2 = 81 + 4 - 36 = 49$

-> d = 7

185) Lösung: C)

Es gibt folgende Möglichkeiten:

Patienten mit schlimmeren Wunden: S_{1+2+3}

Patienten mit kleineren Wunden: K_{1+2}

S_1	S_2	S_3	K_1	K_2
S_1	S_3	S_2	K_1	K_2
S_2	S_1	S_3	K_1	K_2
S_2	S_3	S_1	K_1	K_2
S_3	S_1	S_2	K_1	K_2
S_3	S_2	S_1	K_1	K_2
S_1	S_2	S_3	K_2	K_1
S_1	S_3	S_2	K_2	K_1
S_2	S_1	S_3	K_2	K_1
S_2	S_3	S_1	K_2	K_1
S_3	S_1	S_2	K_2	K_1
S_3	S_2	S_1	K_2	K_1

Mathematisch: 3! · 2! = 6 · 2 = 12

186) Lösung: B)

Die Passagiere bleiben immer gleich schwer, lediglich prozentual gesehen, gibt es Änderungen. Die Passagiere wiegen 6.75 Tonnen, der Treibstoff 18 Tonnen. Nach der Landung entsprechen diese 6.75 Tonnen einem Sechstel. Das Gesamtgewicht beträgt dann also 40.5 Tonnen. Folglich wurden 54-40.5 = 13.5 Tonnen an Treibstoff verbraucht für 2340km. Es verbleiben also 4.5 Tonnen Treibstoff. Anhand eines einfachen Dreisatzes berechnen wir nun, wie viel das Flugzeug weiterfliegen kann. Für 2340km werden 13.5 Tonnen verbraucht, wie weit reichen demnach 4.5 Tonnen? Die Lösung lautet (2340·4.5)/13.5 = 780km. Gesucht ist nun eine Beschleunigung. Schaut man sich die Einheit an $(\frac{m}{s^2})$, so sieht man schnell ohne Vorkenntnisse bzw. Formel, dass man die 780km durch die Zeit im Quadrat teilen muss, um eine Beschleunigung zu erhalten: $\frac{780'000\text{m}}{(1500s)^2} = \frac{520\text{m}}{1500s^2} = \frac{52\text{m}}{150s^2} = \frac{26\text{m}}{75s^2}$

187) Lösung: C)

Es sei x das gesuchte Volumen der zweiten Phosphorsäure:

Anzahl Phosphormoleküle pro Liter = $\frac{4.5 \cdot 10^4 + 6x \cdot 10^3}{Gesamtvolumen\ 3{,}75+x}$

$8 \cdot 10^3 = \frac{4.5 \cdot 10^4 + 6x \cdot 10^3}{3{,}75+x} = \frac{45 \cdot 10^3 + 6x \cdot 10^3}{3{,}75+x} = \frac{(45+6x) \cdot 10^3}{3{,}75+x}$

$8 = \frac{(45+6x)}{3{,}75+x}$ -> 30 + 8x = 45 + 6x -> x = 7.5 Liter

188) Lösung: A)

Wir setzen Werte für die Variablen ein:

$$A = \frac{\frac{1.1 \cdot 0.5}{0.75} \cdot (\frac{1.3}{0.95} + \frac{1.2}{0.95})}{0.8 \cdot 1.2} = \frac{\frac{110 \cdot 50}{7500} \cdot (\frac{130}{95} + \frac{120}{95})}{0.96} = \frac{\frac{5500}{7500} \cdot (\frac{250}{95})}{0.96} = \frac{\frac{1'375'000}{712'500}}{0.96}$$

$$= \frac{\frac{13'750}{7'125}}{0.96} = \frac{\frac{110}{57}}{\frac{96}{100}} = \frac{110}{57} \cdot \frac{100}{96} = \frac{11'000}{5'472} = \sim 2$$

-> A nimmt um den Faktor 2 zu. Dies entspricht einer Zunahme um 100%.

189) Lösung: C)

Zuerst berechnen wir die Masse des Autos mit Insassen. Ein Drilling wiegt 32kg, die Mutter also 65kg und der Vater 82kg. Das Auto wiegt somit insgesamt 1,357 Tonnen + 96kg + 65kg + 82kg = 1,6 Tonnen = 1600kg. Anhand der Ruheenergie, welche gleich viel beträgt wie die kinetische Energie, kann die Geschwindigkeit berechnet werden. $2'000'000\,Joule = \frac{1}{2} \cdot 1600kg \cdot v^2$ -> $v^2 = 2'500$ -> v = 50m/s. Wir können nun den Anhalteweg berechnen: Anhalteweg = Reaktionsweg + Bremsweg = (5·3) + (5·5) = 15 + 25 = 40m. Bei einer Geschwindigkeit von 50m/s ergibt dies eine Zeitdauer von 0.8 Sekunden.

190) Lösung: B)

Gesucht ist der grösste mögliche Anteil, welcher an keinem der drei Symptome leidet. Der Anteil der Betroffenen mit mindestens einem Symptom muss demnach so klein wie möglich sein. Dies ist der Fall, wenn die Patienten mit Kopfschmerzen und Halsschmerzen immer auch gleichzeitig Fieber haben (also wenn die 68% und die 62% in den 75% enthalten sind).

191) Lösung: E)

Dichte: 600 Gramm pro Liter bzw. 0.6 Gramm pro Milliliter.
Gesucht ist x, die Anzahl Milliliter. Es gilt dann:
Anzahl aufgenommene kJ = Dichte des Shakes · Summe der Brennwertanteile
1'116kJ = 0.6 · (0.2x · 17kJ + 0.05x · 17kJ + 0.05x ·39kJ)
1'116kJ = 0.6 ·(3.4x + 0.85x + 1.95x)
1'860kJ = 6.2x
x = 300 Milliliter

192) Lösung: B)

Da die Kugeln schichtenweise angeordnet sind, können wir die vereinfachende Annahme treffen, dass eine Kugel einem Würfel mit 3cm Seitenlänge entspricht. Somit passen 9/3 mal 15/3 mal 30/3 = 3 mal 5 mal 10 = 150 Kugeln in die Packung. In die bleibenden Zwischenräume passt keine Kugel mehr rein.
Die 150 Kugeln haben ein Volumen von: 150 · 4/3 · $\pi \cdot 1.5^3$ = 600 · 3.375 = 2'025 cm^3. Davon sind 2/3, also 1'350cm^3 bzw. 1'350 Milliliter flüssige Schokolade.

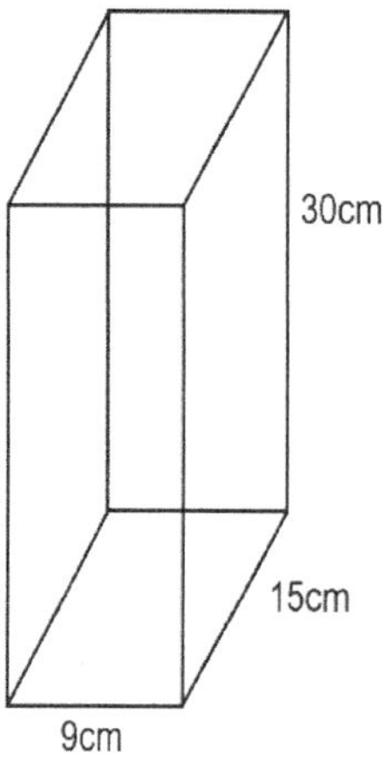

Gesamtvolumen:
9x15x30= 4050 Kubikzentimeter

Eine Kugel:
Radius: 1.5cm
Durchmesser: 3cm

Serie 9 – Detaillierte Lösungswege

193) Lösung: C)

Alle 3 Infusionen beinhalten dieselbe Lösung, daher kann man die Werte addieren. Vor Ausfall der Infusion 2 gelangen pro Minute 60mg in den Blutkreislauf. Dies ergibt für 5 Minuten 300mg. Folglich fehlen noch 300mg. Nach dem Ausfall werden noch 20mg + 10mg = 30mg an NaCl-Lösung pro Minute verabreicht. Somit müssen Infusion 1 und 3 noch 300mg/30mg = 10 Minuten laufen, um auf die 600mg zu kommen. Gefragt ist nun aber, wie viele Minuten länger sie laufen müssen. Ursprünglich hätten die Infusionen nur 10 Minuten (10x60mg/min = 600mg) laufen sollen. Sie müssen nun also 5 Minuten länger laufen.

194) Lösung: A)

14g/dl ist gleichbedeutend mit 0.14g/ml, was bei einem Volumen von 10 Millilitern einen Hämoglobinwert von 1.4g gibt. Eine Hämgruppe wiegt 16'000 Gramm pro mol, folglich wiegt ein Hämoglobinmolekül das Vierfache, also 64'000 Gramm pro mol. Aus den Angaben 1.4g und 64'000 Gramm pro mol lässt sich durch Division der gesuchte mol-Wert errechnen: 1.4g/64'000g/mol = 0.000021875 mol.

195) Lösung: B)

Zuerst berechnen wir E: $E = \frac{D \times L_0}{A}$ = 20'000 N/m^2
(Achtung auf die Einheiten! 100 cm^2 ergeben 0.01 m^2). Wir wissen, dass die Längenänderung ΔL 40% von 4 m beträgt, also 0.4 x 4 m = 1.6 m. Mit der Formel D = F/ΔL erhalten wir für F = D x ΔL = 50 N/m x 1.6 m = 80 N. Die Einheit von E ist Newton pro Quadratmeter und die Dehnung ε ist dimensionslos ($\frac{\Delta L}{L_0}$ ergibt keine Einheit).
Folglich muss die Spannung σ die Einheit Newton pro Quadratmeter haben. Es gilt also σ = F/A = 80 N/ 0.01 m^2 = 8000 N/m^2.
Alternativ kann man die Spannung σ auch über die Dehnung ε (= $\frac{\Delta L}{L_0}$ = 1.6 m / 4 m = 0.4) berechnen (E = $\sigma/\varepsilon \rightarrow \sigma = \varepsilon$ x E = 0.4 x 20'000 N/m^2 = 8'000 N/m^2).

196) Lösung: D)

Die Wunde wurde mit 13 Stichen genäht. Auf der einen Seite 7 und auf der anderen Seite 6 Stiche. Zwischen 13 Stichen gibt es 12 Abstände. Die Angaben aus der Aufgabe reichen aber nicht, um eine Aussage zu treffen bezüglich verwendeter Fadenlänge, daher ist Aussage II falsch. Aussage III ist korrekt. Mit Hilfe des Satz von Pythagoras bekommt man für den Abstand zwischen zwei Stichen auf knapp 1.2 Zentimeter, was multipliziert mit 12 dann mehr als 14 gibt. Folglich ist Aussage III korrekt.

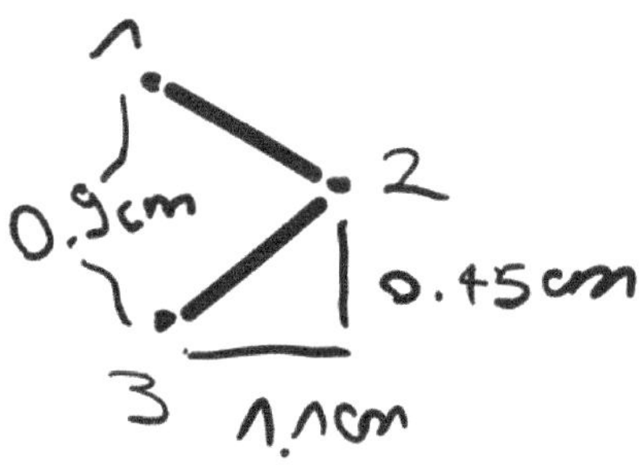

197) Lösung: C)

Die ersten beiden Angaben werden nur zur Verwirrung erwähnt!
Pro Mikroliter Blut gibt es 5×10^6 Erythrozyten. Ein Liter hat eine Million, also 10^6 Mikroliter. In einem Liter gibt es folglich 5×10^{12} Erythrozyten. In 5 Litern gibt es 25×10^{12} Erythrozyten. Teilt man diesen Wert durch 6×10^{23}, so erhält man die Anzahl mol: 25×10^{12} / 6×10^{23} = 25×10^{12} / 0.6×10^{24} = $(\frac{25}{0.6}) \times 10^{-12}$
= 41.67×10^{-12} = 4.167×10^{-11} oder 41 2/3 $\times 10^{-12}$

198) Lösung: E)

Das Gewicht kommt in keiner Formel vor und hat keinen Einfluss auf die Fallgeschwindigkeit. Die Beschleunigung ist eine Konstante (=Erdbeschleunigung). Die Formel $v = g \times t$ verdeutlicht, dass die Geschwindigkeit von der Falldauer abhängt.
Formt man die erste der beiden Formeln um, so erhält man $t = \sqrt{\frac{2h}{g}}$. Daraus ist ersichtlich, dass die Fallzeit proportional zur Wurzel aus dem Fallweg ist. Die Falldauer hingegen hängt von der Fallhöhe ab. Je grösser die Höhe und somit die Fallstrecke, desto länger die Falldauer.

199) Lösung: D)

Der Schallpuls legt zweimal die 1.5 Zentimeter zurück bis zu seiner Rückkehr. Pro Sekunde legt Schall in Muskelgewebe 1.5 Kilometer = 1'500 Meter = 150'000 Zentimeter zurück. Für 3 Zentimeter braucht der Schall somit 1s/(150'000/3) = 1/50'000 = 20 Mikrosekunden.

200) Lösung: B)

Als Erstes berechnen wir den Gesamtwiderstand: $\frac{1}{R_{Ges}} = \frac{1}{18.75} + \frac{1}{50} + \frac{1}{100} = \frac{1}{75/4} + \frac{1}{50} + \frac{1}{100} = \frac{4}{75} + \frac{1}{50} + \frac{1}{100} = \frac{16}{300} + \frac{6}{300} + \frac{3}{300} = \frac{25}{300} \rightarrow R_{Ges} = \frac{300}{25} = 12\ Ohm$

Die Formel des ohmschen Gesetzes lautet: $U = R \times I$. Daraus folgt, dass $I = \frac{U}{R} = \frac{87}{12} = 7\frac{1}{4} = 7.25\ Ampère$.

201) Lösung: C)

Im Schmerzmittel-Cocktail hat es insgesamt 12g/dl x 5dl = 60g Schmerzmittel. Davon ziehen wir 12g ab und somit fallen 48g auf Schmerzmittel 2 und 3. Von Schmerzmittel 2 gibt es dreimal so viel wie von Schmerzmittel 3. Es gibt folglich 4 Anteile, wovon auf Schmerzmittel 2 dann 3 Anteile fallen und auf Schmerzmittel 3 fällt ein Anteil. In Zahlen ausgedrückt: 36g von Schmerzmittel 2 und 12g von Schmerzmittel 3. Folgendes wissen wir also:

Gesamtlösung	Lösung 1	Lösung 2	Lösung 3
5 dl	2dl	V2	V3
120g/l = 12g/dl	6g/dl	C2	C3
60g	12g	36g	12g

Folgende Bedingungen können wir aufstellen und überprüfen:

V2 + V3 = 5dl – 2dl = 3dl und V2·C2 = 36g sowie V3·C3 = 12g.

Aussage A ist direkt ablesbar aus der Tabelle. Aussage B ist ebenfalls ableitbar! Lösung 2 und 3 haben ein Volumen von 3dl und 48g gelöstes Schmerzmittel. Dies ergibt eine Konzentration von 16g/dl. Aussage C ist falsch, denn bei einer Konzentration von 9g/dl würde das Volumen 4dl betragen, was das Gesamtvolumen überschreitet. Aussage D könnte zutreffen, da man die Konzentrationen auch nicht kennt und variabel anpassen kann, damit alles stimmt. Aussage E ist auch korrekt.

202) Lösung: E)

Zuerst berechnen wir die Verhältnisse für Schwefelsäure und Salpetersäure getrennt. Allgemeine Formel für Mischlösung im Verhältnis x zu y: $\%_{Total} = \frac{x \times \% + y \times \%}{x+y}$

Schwefelsäure: 30% = $\frac{x \times 40\% + y \times 25\%}{x+y}$ → 30x + 30y = 40x + 25y → 5y = 10x → y = 2x.

40%-ige zu 25%-ige Schwefelsäure liegen also im Verhältnis 1 zu 2 vor. Auf ein Volumen von 1 Liter bezogen macht dies 1/3 Liter zu 2/3 Liter.

Salpetersäure: 27% = $\frac{x \times 45\% + y \times 15\%}{x+y}$ → 27x + 27y = 45x + 15y → 12y = 18x → y = 1.5x.

45%-ige zu 15%-ige Salpetersäure liegen also im Verhältnis 1 zu 1.5 bzw. 2 zu 3 vor. Auf ein Volumen von 1 Liter bezogen macht dies 2/5 Liter zu 3/5 Liter. Total gibt es 2 Liter. Von der 40%-igen Schwefelsäure gibt es 1/3 Liter und von der 15%-igen Salpetersäure 3/5 Liter. Dies gibt ein Verhältnis von $\frac{2/3}{3/5}$ -> mit dem Kehrwert multiplizieren -> $\frac{1}{3} \times \frac{5}{3} = \frac{5}{9}$.

203) Lösung: C)

Achtung auf die Formulierungen der Prozentzunahmen bzw. –abnahmen! Eine Zunahme *um* 20% ist dasselbe wie eine Zunahme *auf* 120%. Durch Einsetzen der neuen Werte erhält man: $F_M = 1.2 \times 1 \times \frac{1.3 \times 0.7}{0.8} = 1.2 \times \frac{0.91}{0.8} = 1.2 \times \frac{0.91}{\frac{4}{5}} = 1.2 \times \frac{5 \times 0.91}{4} = 0.3 \times 4.55 = 3 \times 0.455 = 1.365$. Dies entspricht einer Zunahme um 36.5%.

204) Lösung: A)

Wir wissen: 250 Watt → 12min → 40 Sievert

Gesucht: 750 Watt → ?min → 80 Sievert

Es gibt mehrere Lösungswege. Nachfolgend beschreiben wir das Vorgehen an einem davon.

Die Strahlendosis (Sievert) ist proportional zur Zeit als auch zur Intensität (Watt).

Bei 250 Watt und 80 Sievert verdoppelt sich demnach die Zeit:

250 Watt → 24min → 80 Sievert

Die Intensität ist nun dreimal grösser. Bei gleichbleibender Strahlendosis muss sich demnach die Zeit auf einen Drittel verringern:

750 Watt → 8min → 80 Sievert

Bei solchen Aufgaben muss man Acht geben, dass man nicht automatisch annimmt, dass auch die Zeit proportional zur Intensität ist (das Gegenteil ist nämlich der Fall).

205) Lösung: C)

Im schlimmsten Falle werden 75% durch Test 2 erkannt und keine weiteren durch Test 1, da die 65% in den 75% enthalten sind. In diesem Fall werden also 25% nicht erkannt. Davon sterben alle 2 Tage die Hälfte weg. Nach 7 Tagen hat sich die Anzahl der erkrankten und nicht diagnostizierten Patienten folglich dreimal halbiert. Es bleiben 3.125% übrig (Bemerkung: nach 6 Tagen hat sich die Zahl schon dreimal halbiert, nach 7 Tagen aber nicht 3.5 Mal oder Ähnliches, denn erst nach 8 Tagen hat sich die Zahl viermal halbiert. In solchen Aufgabenstellungen verändert sich die Zahl explizit nur nach einem Vielfachen der angegebenen Zahl). Gefragt ist nun aber, wie viele Prozent im schlimmsten Fall sterben. Dazu rechnet man 25% - 3.125% und erhält 21.875%.

206) Lösung: D)

Wir kennen die zugeführte Energie (2000 W). Gesucht ist die Nutzenergie des Knochenfräsers in Watt ($\frac{kg \times m^2}{s^3}$). Wir haben Angaben in Nm und in 1/s und müssen irgendwie zu Watt gelangen. Setzen wir für Nm für (N) = $\frac{kg \times m}{s^2}$ ein, so erhalten wir $\frac{kg \times m^2}{s^2}$ und sind schon fast am Ziel. Durch Multiplikation mit 1/s erhalten wir Watt. Wir müssen also schlicht 50 Nm und 30/s multiplizieren und erhalten 1'500 Nm/s bzw. 1'500 Watt. Der Wirkungsgrad η beträgt somit 1'500/2000 = 75%.

207) Lösung: C)

Wir setzen die bekannten Einheiten in die Gleichung ein und erhalten:

$$\frac{1}{J} = \frac{m}{1} \times \left(\frac{kg}{h^2}\right)^{\frac{1}{2}} \times \frac{1}{\sqrt{J}} = \frac{m}{1} \times \sqrt{\left(\frac{kg}{h^2}\right)} \times \frac{1}{\sqrt{J}}$$

Wir quadrieren beide Seiten, um die Wurzeln weg zu bekommen und formen um:

$$\frac{1}{J^2} = m^2 \times \frac{kg}{h^2} \times \frac{1}{J} \rightarrow \frac{1}{J} = m^2 \times \frac{kg}{h^2} \rightarrow h^2 = J \times m^2 \times kg = \frac{kg \times m^2}{s^2} \times m^2 \times kg = \frac{kg^2 \times m^4}{s^2}$$

Wir ziehen die Wurzel, um nur noch h zu erhalten: $h = \frac{kg \times m^2}{s}$

Da diese Antwortoption nicht vorhanden ist, müssen wir umdenken. Wir wissen, dass 1 Joule = $\frac{kg \times m^2}{s^2}$. Vergleichen wir diesen Term mit h, so stellen wir fest, dass beide fast identisch sind. Multipliziert man den Term für 1 Joule mit einer Sekunde, so erhalten wir h. Die Konstante h hat also die Einheit Joule x Sekunde (Js).

208) Lösung: B)

Achtung: Immer in SI-Einheiten rechnen! Die SI-Einheit der Geschwindigkeit ist Meter pro Sekunde, daher muss man vor dem Einsetzen in die Formel alle anderen Einheiten immer in m/s umrechnen.

Ohne Anlauf: $R = \frac{(20\text{m/s})^2}{9.81\frac{m}{s^2}} = \frac{400\frac{m^2}{s^2}}{9.81\frac{m}{s^2}} = \frac{400}{9.81}m$

Mit Anlauf: 18 km/h = 18'000 m/h = 18'000 m/3'600s = 5 m/s -> $R = \frac{(25\text{m/s})^2}{9.81\frac{m}{s^2}} = \frac{625\frac{m^2}{s^2}}{9.81\frac{m}{s^2}} =$ $\frac{625}{9.81}m$ -> man kommt also $\frac{625}{400} = 1.5625$ Mal weiter mit Anlauf.

209) Lösung: E)

Damit bei 20% der Patienten aus dem Krankenlager beide Symptome vorliegen, müssen sich die anderen beiden Prozentwerte um 20% überschneiden. Dies ist der Fall, wenn 70% stark entzündete Hautpartien aufweisen. Im Text wurde erwähnt, dass sich die Seuche durch je eines oder zwei Symptome zusammen zeigt. Die Seuche kann also nicht symptomlos verlaufen!

210) Lösung: E)

Wir lösen nach D auf:

$$C = \frac{4}{5} \times \pi \times \left(\frac{D}{2}\right)^3 \rightarrow \frac{5C}{4\pi} = \left(\frac{D}{2}\right)^3 \rightarrow D = 2 \times \sqrt[3]{\frac{5C}{4\pi}} \rightarrow da\ A = \frac{B}{C} \rightarrow C = \frac{B}{A} \rightarrow$$

$$D = 2 \times \sqrt[3]{\frac{5B}{4\pi \times A}} \rightarrow da\ 2 = \sqrt[3]{8} \rightarrow D = \sqrt[3]{\frac{40B}{4\pi \times A}} = \sqrt[3]{\frac{10B}{\pi \times A}}$$

211) Lösung: D)

Zuerst berechnen wir, wie viele Zellen einem Volumen von 1 Kubikmeter entsprechen: $\frac{1}{2 \times 10^{-18} m^3} = \frac{1}{2} \times 10^{18} = 5 \times 10^{17}$. Die Kultur verdoppelt sich alle 10 Minuten. In einer Stunde vermehrt sich die Kultur also um den Faktor 2^6, in 2 Stunden um den Faktor 2^{12}, in y Stunden um den Faktor 2^{6y}.

Da wir ohne Taschenrechner auskommen müssen, bleibt nichts Anderes übrig, als Schritt für Schritt den Wert nach 1 Stunde mit 2^6, also 64, zu multiplizieren oder den Wert 5×10^{17} Schritt für Schritt durch 64 zu teilen. Wir erhalten etwas zwischen 9-10 Stunden.

212) Lösung: C)

In 100 Meter Tiefe stieg der Druck 10 Mal um 1 Bar an. Dies macht 10 Bar aus. Aufgepasst: Der Druck in 100 Meter Tiefe ist aber nicht 10 Bar, sondern 11 Bar, denn man muss den atmosphärischen Druck auf Meereshöhe auch einrechnen. Die Werte n, R und T bleiben konstant, sodass man Folgendes sagen kann: $p1 \times V1 = p2 \times V2 \rightarrow 1\,Bar \times 1\,L = 11\,Bar \times ?\,L \rightarrow ?\,L = \frac{1}{11} = 0.09$, also 9 Prozent des ursprünglichen Volumens.

213) Lösung: B)

Wir wissen, dass $p_1 - p_2$ = 15 Pascal, $A_1 = 0.06\ cm^2$, $A_2 = 0.03\ cm^2$ und $\rho = 1000\ \frac{kg}{m^3}$.

Nun berechnen wir die Strömungsgeschwindigkeit: $v = \sqrt{\frac{2(p_1 - p_2)}{\rho \times ((\frac{A_1}{A_2})^2 - 1)}} = \sqrt{\frac{30}{1000 \times 3}} =$ $\sqrt{\frac{1}{100}} = 0.1\frac{m}{s}$. Die Formel für den Durchsatz lautet: $Q = A \times v = 0.06\ cm^2 \times 0.1\frac{m}{s} =$ $0.06\ cm^2 \times 10\frac{cm}{s} = 0.6\frac{cm^3}{s} = 0.6\frac{ml}{s}$.

214) Lösung: E)

Alle Aussagen sind korrekt. Die Halbwertszeit bezeichnet die Dauer, welche vergeht, bis ein Stoff auf 50% seiner ursprünglichen Menge zerfallen ist. Ist diese Dauer höher, so dauert es auch länger, bis er zerfallen ist. Durch ewiges Halbieren der ursprünglichen Menge erhält man theoretisch nie null, denn das Doppelte von Null gibt es nicht.

215) Lösung: E)

Zuerst berechnen wir, wie viel Wasser verdampft ist. In 20 Litern Salzsäurelösung hat es 35% Salz. Dies macht ein Volumen von 7 Litern, welches auf das Salz fällt. Der Säuregehalt ist neu 80%. 7 Liter entsprechen also 80%, wir wollen wissen wie viel 100% entsprechen. Per Dreisatz kommen wir auf 8.75 Liter. Folglich müssen 20-8.75 = 11.25 Liter verdampft sein. 1/5 davon geht verloren, wodurch noch 4/5 x 11.25 = 9 Liter übrig bleibt.

Die ursprüngliche Konzentration der Schwefelsäurelösung sei C. Es gilt dann:

$$\frac{Salzgehalt}{Volumen\ Total} = \frac{C \times 4.5\ Liter}{4.5\ Liter + 9\ Liter} = 4g/l \rightarrow C \times 4.5\ Liter = 54\ g \rightarrow C = 12\ g/l.$$

216) Lösung: B)

Bemerkung: Diese Aufgabe ist sehr anspruchsvoll und zeitaufwendig. Daher sollte man sie erst angehen, wenn man am Ende noch Zeit übrig hat.

Formel (1): $\frac{1}{2} \times m_1 \times v_1{}^2 + \frac{1}{2} \times m_2 \times v_2{}^2 = \frac{1}{2} \times m_1 \times v_1{}'^2 + \frac{1}{2} \times m_2 \times v_2{}'^2$

Formel (2): $m_1 \times v_1 + m_2 \times v_2 = m_1 \times v_1{}' + m_2 \times v_2{}'$

Wir kürzen Formel (1) mit ½, stellen etwas um, wenden die binomische Formel an und erhalten Formel (3): $m_1 \times (v_1 - v_1{}') \times (v_1 + v_1{}') = m_2 \times (v_2{}' - v_2) \times (v_2{}' + v_2)$.

Aus Formel (2) erhalten wir durch umformen und ausklammern Formel (4):

$m_1 \times (v_1 - v_1{}') = m_2 \times (v_2{}' - v_2)$.

Nun dividieren wir Formel (3) durch Formel (4) und erhalten Formel (5):

$v_1 - v_2 = v_2{}' - v_1{}'$.

Wir lösen Formel (5) nach $v_2{}'$ auf und erhalten Formel (6): $v_2{}' = v_1 + v_1{}' - v_2$.

Jetzt setzen wir Formel (6) in Formel (4) ein und erhalten:

$m_1 \times (v_1 - v_1{}') = m_2 \times ((v_1 + v_1{}' - v_2) - v_2)$

➔ $v_1{}' = \frac{m_1 \times v_1 + m_2 \times (2v_2 - v_1)}{m_1 + m_2}$

Serie 10 – Detaillierte Lösungswege

217) Lösung: B)

Auf die Steuern fällt insgesamt 45.1% + 7.7% + 5.2% = 58%. Bei einem Preis von 1.66 CHF pro Liter macht dies 0.9628 CHF pro Liter. Bei einem Preis von 1.76 CHF pro Liter macht dies 1.0208 CHF pro Liter. Die Differenz beträgt 1.0208 – 0.9628 = 0.058 CHF pro Liter. Auf diesen Wert wäre man auch einfacher gekommen, indem man 58% von 0.10 CHF (1.76-1.66) ausgerechnet hätte.

Bei einer Tankladung von 80 Litern ergibt dies 0.058 * 80 = 4.64 CHF mehr an Steuern.

Alternativ hätte man auch gleich von Beginn weg sehen können, dass der Preis um 0.10 CHF pro Liter höher ist, wodurch 0.10 * 80 Liter = 8 CHF mehr anfallen. 58% davon ergeben 4.64 CHF.

218) Lösung: D)

Bei 5 Kilogramm im Verhältnis 7:18 fallen 7*(5/25) = 1.4 kg auf Kupfer und 3.6 kg auf Zink. Alle Antworten ergeben die richtige Masse der Legierung, daher lässt sich vorab keine ausschliessen.

Es sei x die Masse der ersten und y die Masse der zweiten Legierung. Durch Einsetzen in folgende Formel kommt man auf die richtige Lösung: $\frac{7}{18} = \frac{\frac{3}{10}x+\frac{1}{5}y}{\frac{7}{10}x+\frac{4}{5}y}$

-> nur Antwort D kommt in Frage (1.4/3.6).

219) Lösung: B)

Die Aufgabe erscheint sehr simpel, eine kleine Schwierigkeit birgt sie aber. Eine Erhöhung um 30% ist nicht dasselbe wie zwei Erhöhungen à je 15%. Diese zwei Erhöhungen entsprechen nämlich einer Erhöhung um 1.15*1.15 = 1.3225, also um gut 32%. Neu kostet das Medikament also 1.3225*79.90 = 105.67 EUR.

220) Lösung: D)

Nach 3 Stunden vergingen 9 Halbwertszeiten. Wir müssen also 0.1 Milligramm pro Milliliter Blut 9 Mal verdoppeln. Dies ergibt eine Konzentration von 51.2 Milligramm pro Milliliter Blut. Der Labormaus werden 1.2 Gramm, also 1'200 Milligramm radioaktiver Stoff verabreicht. Teilen wir 1'200 Milligramm durch 51.2 Milligramm, so erhalten wir das Blutvolumen in Millilitern: 1'200/51.2 = 23.4375 Milliliter = ~2.34 Zentiliter.

221) Lösung: D)

Zug 1 könnte nach 160 Kilometern die Abzweigung nehmen. Bis er allerdings 160 Kilometer gefahren ist, vergeht mehr als 1 Stunde. In dieser Zeit ist Zug 2 schon weiter gefahren, als bis zur Abzweigung. Ein Zusammenprall lässt sich demnach nicht vermeiden. Um zu berechnen, wo die beiden Züge zusammenprallen, gehen wir wie folgt vor:

Die Züge fahren mit 150 km/h bzw. 170 km/h aufeinander zu. Sie nähern sich also mit 320 km/h. Die Strecke ist 300 Kilometer lang. Nun können wir per einfachem Dreisatz berechnen, nach welcher Zeit die beiden Züge zusammenstossen. 320 Kilometer in einer Stunde macht für 300 Kilometer 60*(15/16) = 56.25 Minuten. Nun müssen wir nur noch berechnen, wie weit die beiden Züge in dieser Zeit kommen:

Zug 1 ist mit 150 km/h unterwegs. In 56.25 Minuten kommt er also 150*(56.25/60) = 140.625 Kilometer weit. Zug 2 kommt folglich 300-140.625 = 159.375 Kilometer weit. Die Züge prallen nicht auf Höhe der Abzweigung zusammen, sie sind auch nicht gleich weit gefahren, da sie unterschiedlich schnell unterwegs sind und sie prallen nicht 140, sondern 160 Kilometer vor Bahnhof B zusammen. Der Zusammenprall findet 160 km – 140 km = 20 km vor der Abzweigung statt.

222) Lösung: E)

Vorbemerkung: Die Quadratwurzel einer Zahl ist dasselbe wie die Wurzel einer Zahl!

Die Formel in Werten ausgeschrieben lautet:

$Standardabweichung = \sqrt{\frac{(W_1-MW)^2+\cdots+(W_N-MW)^2}{N-1}}$. N ist die Anzahl der Werte (also 6).

Der Mittelwert unserer Werte ist $\frac{(1+0+3+7+5+8)}{6} = \frac{24}{6} = 4$

Für unser Beispiel ist die Standardabweichung also:

$$\sqrt{\frac{(1-4)^2+(0-4)^2+(3-4)^2+(7-4)^2+(5-4)^2+(8-4)^2}{N-1}} = \sqrt{\frac{(-3)^2+(-4)^2+(-1)^2+(3)^2+(1)^2+(4)^2}{6-1}} =$$

$$\sqrt{\frac{9+16+1+9+1+16}{5}} = \sqrt{\frac{52}{5}}$$

223) Lösung: B)
ATP hat eine molekulare Masse von: 10x12 + 16x1 + 5x14 + 13x16 + 3x31 = 120 + 16 + 70 + 208 + 93 = 507 u. Davon fallen 16u auf Wasserstoff. Dies macht einen Anteil von 16/507 aus. In Prozent sind dies (16*100)/507 = 1600/507 = 3.156%.

224) Lösung: C)
Von den $4 \times 10^{-3} kg = 0.004\ kg = 4g$ bleiben nach 4 Tagen noch 0.1*0.1*0.1*0.1*4g = 0.0004 g = 0.4 mg übrig. Im entnommenen Blut (Volumen: 97% von 10 ml = 9.7 ml) werden 0.8 Mikrogramm = 0.0008 mg Antibiotika gefunden. Diese 0.0008 mg sind ein Bruchteil von den total übrigen 0.4 mg, genauer gesagt 1/500. Demnach sind auch die 9.7 ml Blut der Blutprobe 1/500 des totalen Blutvolumens. 9.7 ml * 1/500 = 4'850 ml = 4.85 Liter.

225) Lösung: A)
Es gilt 1 Liter = 1000 ml = 1'000'000 Mikroliter = 1'000'000'000 Nanoliter = 1'000'000'000'000 Picoliter. Wir rechnen der Einfachheit halber alles in Nanoliter und Nanogramm um:

Lösung	Volumen	Konzentration	Menge
1	0.15 Nanoliter	1'000 Nanogramm pro Nanoliter	150 ng
2	4.85 Nanoliter	2 Nanogramm pro Nanoliter	9.7 ng
3	500 Nanoliter	0.0006 Nanogramm pro Nanoliter	0.3 ng
4	50 Nanoliter	2 Nanogramm pro Nanoliter	100 ng
5	0.5 Nanoliter	10 Nanogramm pro Nanoliter	5 ng
6	7.5 Nanoliter	200 Nanogramm pro Nanoliter	1'500 ng
7	2 Nanoliter	7.5 Nanogramm pro Nanoliter	15 ng
8	10 Nanoliter	3 Nanogramm pro Nanoliter	30 ng
9	3 Nanoliter	4.5 Nanogramm pro Nanoliter	13.5 ng
10	20 Nanoliter	6 Nanogramm pro Nanoliter	120 ng

Total macht dies:

10 Lösungen	598 Nanoliter	?	1943.5 ng

1943.5 ng in 598 Nanolitern ergibt eine Konzentration von 3.25 ng/nl = 3'250 ng/µl

226) Lösung: C)
Wir müssen zuerst die Temperaturangaben in Kelvin umrechnen. 47 Grad Celsius entspricht 273 + 47 = 320 Kelvin und minus 33 Grad Celsius entspricht 273 – 33 = 240 Kelvin. Da der Druck gleichbleibt (und zudem auch die Gasmenge und die Gaskonstante), muss das Volumen proportional zur Temperaturabnahme sinken. Eine Temperaturabnahme von 320 auf 240 Kelvin entspricht einer prozentualen Abnahme von 25% (80 = ¼ von 320).

227) Lösung: D)
Die schnellste Methode ist es, jede Antwortmöglichkeit durchzugehen und zu schauen, welche passt. Beispielsweise für Antwort A: $5'600*1.01^6$ = 5'945 CHF. Antwort B: $4'500*1.025^6$ = 5'219 CHF etc. So findet man heraus, dass Antwort D richtig ist. Da man keinen Taschenrechner benutzen darf, empfiehlt es sich, die Berechnungen Schritt für Schritt und im besten Falle auch schriftlich auszurechnen.

228) Lösung: E)
Der Student schreibt täglich 5 Seiten. Alles in allem muss er aber davon jeweils 3 Seiten neu schreiben, sodass er nur 2 Seiten pro Tag fertigbekommt. Insgesamt fallen also 150/2 = 75 Tage an.

229) Lösung: E)

Gestellte Diagnosen: 26% + 20% + 1/6(100%-26%-20%) = 55%. Erläuterung: die Prozentangaben können summiert werden, da die Diagnosestellung Schritt für Schritt abläuft. Bei 46% der Frauen wird ohne Hilfe von Experten Brustkrebs diagnostiziert. Den Experten werden folglich 54% der Fälle zugewiesen, wovon sie 9% diagnostizieren können. Addiert ergibt dies 55%.

Durch den Röntgenbildbefund wird bei 20% der Frauen, welche mit Brustschmerzen in die Praxis kommen, die Diagnose Brustkrebs gestellt. Gefragt ist nun aber, wie viele Prozent NACH dem Röntgenbildbefund die Diagnose erhalten haben und nicht DURCH den Röntgenbildbefund. Die Lösung lautet 46%. Nun müssen wir diese 46% noch durch alle gestellten Brustkrebsdiagnosen teilen und erhalten einen Anteil von 46%/55% = 83.63%.

230) Lösung: C)

Bei 60 Litern und einem Verhältnis von 1:5 fallen 10 Liter auf die Flüssigseife und 50 Liter auf Wasser. Nun wird zuerst Wasser (keine Flüssigseife!) dazugegeben, sodass das Verhältnis 1:7 beträgt. 10 Liter Flüssigseife bleiben bestehen und neu liegen 70 Liter Wasser vor. Es wurden also 20 Liter Wasser dazugegeben. Danach wurden aus Versehen 2x20 Liter der Flüssigseife im Verhältnis 1:5 dazugegeben. Es resultiert also eine Mischlösung aus 10 Litern Flüssigseife + 70 Liter Wasser und aus 6.66 Litern Flüssigkeit und 33.33 Litern Wasser. Zusammen gibt dies 16.66 Liter Flüssigseife, 103.33 Liter Wasser und ein gesamtes Volumen von 120 Litern. Das Verhältnis ist neu 16.66 zu 103.33 = 16 2/3 zu 103 1/3 = 50/3 zu 310/3 = 5 zu 31.

231) Lösung: A)

Die Formeln lauten: $E_{kin} = \frac{1}{2} \times m \times v^2$ und $E_{pot} = m \times g \times h$. Das Gewicht der Zigarette müssen wir in Kilogramm umrechnen (0.0011 kg). Auf einer Höhe von 30 Metern ist die kinetische Energie noch null. Die potentielle Energie beträgt $E_{pot} = 0.0011\,kg \times 9.81\,\frac{m}{s^2} \times 30\,m = 0.32373\,J$. Nach einer Fallhöhe von 10 Metern befindet sich die Zigarette auf 20 Metern Höhe. Wir berechnen auch hier wieder die potentielle Energie: $E_{pot} = 0.0011\,kg \times 9.81\,\frac{m}{s^2} \times 20\,m = 0.21582\,J$. Die Differenz dieser zwei Energiebeträge macht die kinetische Energie aus. Sie beträgt 0.32373 J – 0.21582 J = 0.10791 J.

232) Lösung: C)

Die Schwerebeschleunigung auf der Erde beträgt $9.81\frac{m}{s^2}$. Auf dem Jupiter ist sie um 135%, also um das 2.35-fache grösser. Sie beträgt dort also $9.81\frac{m}{s^2} \times 2.35 = 23.0535\frac{m}{s^2}$. Die Schwerkraft ist nun das Produkt aus dieser Schwerebeschleunigung und der Masse von 0.07 Tonnen = 70 kg. Wir erhalten: $70\,kg \times 23.0535\frac{m}{s^2} = 1'613.745\,\frac{kg \times m}{s^2} = 1'613.745\,N = 1.61 \times 10^3\,N$

233) Lösung: E)

Damit die Leute, welche nur einen Grund angaben, maximal werden, müssen sich die Prozentangaben möglichst weit überschneiden. Dies gelingt wie folgt: Die 36% sind in den 42% enthalten. Die 42% und die 72% ergeben 114%, wodurch deren Überschneidung 14% beträgt. Folglich gibt es 72%-14% = 58% die nur einen Grund angaben (und zwar hohen Stress). 58% von 500 ergibt 290.

234) Lösung: B)

$$r = \frac{12 \times 8.75 \times 10^{-12}\,\frac{As}{Vm} \times (1 \times 10^{-34} J)^2}{9 \times 10^{-31} kg \times (1.6 \times 10^{-19}\,\mathrm{C})^2} = \frac{105 \times 10^{-12}\,\frac{As}{Vm} \times (1 \times 10^{-68} J^2)}{9 \times 10^{-31} kg \times 2.56 \times 10^{-38}\,C^2}$$

$$= \frac{105 \times 10^{-80}\,\frac{As \times J^2}{Vm}}{23.04 \times 10^{-69} kg \times C^2} = \frac{105}{23.04} \times 10^{-11} m = 4.56\ \times 10^{-11} m$$

235) Lösung: A)

Wenn der Druck am einen Rohrende verdoppelt wird, bedeutet dies nicht automatisch, dass auch die Druckdifferenz verdoppelt wird. Ein Beispiel zur Veranschaulichung: Der Druck am einen Rohrende beträgt 30 Pascal und am anderen 50 Pascal. Die Differenz ist 20. Verdoppelt man nun die 50 Pascal oder auch die 30 Pascal, so ergeben sich Differenzen von 70 Pascal respektive 10 Pascal. Der Volumenstrom würde sich nur verdoppeln, wenn die neue Druckdifferenz 40 betragen würde.

236) Lösung: D)

Zuerst berechnen wir die Konzentration der Kochsalzlösung: 0.9%ig = in 1 Liter hat es 9g NaCl -> Konzentration von 9 g/l. Die molare Masse von NaCl ist gegeben: 58 g/mol. Um auf die gewünschte Einheit von mol/l zu kommen, müssen wir lediglich 9 g/l durch 58 g/mol teilen und erhalten 9/58 mol/l = 0.155 mol/l.
Bevor wir weiterfahren, rechnen wir die Gaskonstante so um, dass wir bar erhalten. Es gilt 1 MPa = 10 bar -> 1 bar = 100'000 Pa = 100 kPa -> 1 kPa = 0.01 bar. Wir teilen also 8.314 durch 100 und erhalten $0.08314\ \frac{bar \times l}{mol \times K}$. Wir wissen, dass die Grad Celsius und Kelvin Skala linear zueinander sind. 0 Grad Celsius sind 273 K, folglich sind 37 Grad Celsius 310 K.
Nun setzen wir alles in die Formel ein:

$$p_{osm} = 1.86 \times 0.155 \frac{mol}{l} \times 0.08314\ \frac{bar \times l}{mol \times K} \times 310K = 7.43\ bar$$

237) Lösung: D)

Der junge Herr, welcher in Fahrtrichtung des Zuges rennt, legt 60 Meter zurück. In dieser Zeit legt der Zug 60 Meter plus die Zuglänge zurück. Der andere Herr rennt 30 Meter und der Zug legt in dieser Zeit die Zuglänge abzüglich 30 Meter zurück.
Für die Geschwindigkeit gilt: $v = \frac{s}{t}$. Die Zuglänge sei x. Man kann die beiden Geschwindigkeiten der Herren gleichsetzen: $\frac{60+x}{t} = \frac{x-30}{t}$. Da der eine Herr mit gleicher Geschwindigkeit rennt wie der andere, aber eine doppelt so grosse Distanz zurücklegt, rennt er auch doppelt so lange. Daraus folgt also: $\frac{60+x}{2t} = \frac{x-30}{t} \rightarrow 60 + x = 2x - 60 \rightarrow 120 = x$. Der Zug hat also eine Länge von 120 Metern.

238) Lösung: B)

Mit dem zusätzlichen Meter hat das Seil eine Länge von 40'000.001 Kilometer. Die gesuchte Distanz zwischen Erdoberfläche und Seil kann man mit der Formel des Umfangs eines Kreises herausfinden. Der Kreisumfang $U = 2 \times \pi \times r$.
Der Radius beträgt zuerst: $r = \frac{U}{2\times\pi} = \frac{40'000'000m}{2\times\pi}$, danach beträgt er $\frac{40'000'001\,m}{2\times\pi}$. Die Differenz der Radien ist unsere gesuchte Lösung: $\frac{1\,m}{2\times\pi} = 0.5\frac{m}{\pi} = \sim 0.16\,m = \sim 16\ cm.$

239) Lösung: D)

Achtung: bei 55% wird der erste Erreger vernichtet und bei 70% wird der zweite NICHT vernichtet. Wären 25% von beiden betroffen, so wären 45% nur vom zweiten und 20% nur vom ersten betroffen, was aber nicht 100% gibt und daher nicht ableitbar ist. Korrekt wären 15% die von beiden betroffen sind. Folglich sind 100%-15% = 85% von genau einem betroffen. Die maximale Überschneidung beider vernichteten Erreger beträgt 30% (wenn die ganzen 30% in den 55% enthalten sind).

240) Lösung: A)

Wir setzen alle Einheiten in die Formel ein:

$$Pa\,m^6 = \frac{N}{m^2}\,m^6 = \left(\frac{mol\,?\,K}{m^3 - mol\,m^3} - \frac{N}{m^2}\right) \times \frac{(m^3)^2}{mol^2} \rightarrow \frac{N\,mol^2}{m^2} = \left(\frac{mol\,?\,K}{m^3 - mol\,m^3} - \frac{N}{m^2}\right)$$

Durch weiteres Umformen, Kürzen und Ersetzen von Newtonmeter (Nm) durch Joule erhalten wir für die Gaskonstante R eine Einheit von $\frac{J}{mol\,K}$.